社区护士岗位培训系列教材

社区护理概论

主　编　周莹

副主编　张梅　梁爽

编　者　（按姓氏笔画排序）

陈　莉　徐州医学院第二附属医院

张　梅　徐州医学院第一附属医院

周　莹　徐州医学院第一附属医院

赵月秋　南京脑科医院

梁　爽　徐州医学院第一附属医院

翟凤平　徐州医学院第一附属医院

东南大学出版社

内容简介

本书是社区护士岗位培训系列教材之一，主要内容包括社区与社区护理概述、社区护理工作程序、社区护理工作中的人际关系及沟通技巧、护理伦理及相关的法律法规、家庭与家庭访视、家庭临床和家庭护理、个案管理、社区护理管理。本书内容丰富、实用性强，可作为社区护士岗位培训教材，也可供社区护士参考。

图书在版编目(CIP)数据

社区护理概论/周莹主编. 张梅，梁爽等编. 一南京：东南大学出版社，2004. 10(2010. 10 重印)
(社区护士岗位培训系列教材/陈永华主编)
ISBN 978-7-81089-754-9

Ⅰ. 社… Ⅱ. ①周… ②张… ③梁…
Ⅲ. 社区-护理学-技术培训-教材 Ⅳ. R473. 2

中国版本图书馆 CIP 数据核字(2004)第 081991 号

东南大学出版社出版发行
(南京四牌楼 2 号 邮编 210096)
出版人：江汉
江苏省新华书店经销 南京玉河印刷厂印刷
开本：787mm×1092mm 1/16 印张：11. 75 字数：281 千字
2004 年 10 月第 1 版 2010 年 10 月第 7 次印刷
ISBN 978-7-81089-754-9/R・73
印数：20001—22000 定价：18. 00 元

序

社区卫生服务是卫生服务体系的重要基础。积极推进和发展社区卫生服务，是卫生工作贯彻“三个代表”重要思想的具体体现，是卫生改革的重要举措。通过发展社区卫生服务，建立新型的城乡卫生服务体系，可以把群众的大部分健康问题经济、有效地解决在社区，对于保障人民群众基本医疗和预防保健服务的供给，建立新型的医患关系，提高群众健康水平，具有极为重要的意义。

全科医师和社区护士是社区卫生服务的主要提供者，要提高社区卫生服务机构的服务水平，必须要有大量合格的全科医师和社区护士。按照卫生部的要求，根据我国的国情，在大学本科毕业后全科医师规范化培训制度没有建立之前，对基层具有执业资格，已经从事或即将从事社区卫生服务的医、护人员进行岗位培训，是解决全科医师和社区护士来源的主要途径。全科医师和社区护士岗位培训工作关系到社区卫生服务专业队伍的建设，各市卫生行政主管部门应当给予高度的重视，积极做好培训的宣传发动和组织工作。各社区卫生服务机构也应从队伍建设的长远考虑，积极组织本单位的医、护人员分期分批参加培训。

为满足全科医师和社区护士岗位培训工作的需要，我厅组织省内有关医学院校和医疗卫生单位的专家，制订了统一的全科医师和社区护士岗位培训教学计划和大纲，并在此基础上编写了配套的培训教材，这对于统一培训的规格、保证培训的质量是很有必要的。培训教材的参编者都是我省医学院校多年从事这方面教学的骨干教师和有关医疗卫生单位的专家。编者们在编写过程中参考了大量的国内外资料和文献，总结、吸收了国内开展社区卫生服务的经验，力求做到实用性、科学性和可读性相结合。这些教材不仅可以供全科医师和社区护士岗位培训使用，还可以作为从事社区卫生服务工作的专业人员的参考书。我希望培训教材能为提高我省社区卫生服务人员的业务技术水平和服务质量、推动社区卫生服务健康发展发挥积极的作用。我也希望承担培训工作的院校，在培训工作的实践中及时总结经验，不断了解全科医学和社区卫生服务的新进展，以便于以后教材的修订。

这些教材的编写和出版得到了各有关医学院校和医疗卫生单位，特别是东南大学出版社的大力支持，教材的参编人员付出了大量的辛勤劳动，在此，对这些单位的有关同志和有关部门一并表示感谢。

江苏省卫生厅厅长 周珉

2004 年 6 月

前　言

社区护理是适应社区居民健康需求，与临床医学、护理、社会、康复、预防医学、人文等学科密切相关，并在社区卫生服务工作中逐步形成发展的一门护理应用学科，是我国实现初级卫生保健的重要组成部分。目前我国社区卫生保健服务工作在各地已蓬勃发展，但由于我国社区护理保健工作的发展起步较晚，从理论上到实践上与世界水平相比仍有较大差距。在居民对社区保健服务质量要求越来越高的新形势下，从事社区护理工作的护理人员规范化培训工作势在必行。掌握社区护理的基本理论和方法，对促进社区护理实践的进步和发展具有积极作用。

根据《中共中央、国务院关于卫生改革与发展的决定》和国务院 11 部委《关于发展城市社区卫生服务的意见》等文件精神，我们按照江苏省卫生厅《社区护士岗位培训教学计划与课程培训大纲(试行)》编写的基本要求，结合省内、外社区护理工作开展过程中的先进经验及社区护士岗位培训教学工作中的体会，编写了本书，主要作为社区护士岗位培训教学用书及护理人员业务学习参考用书。

本书主要内容包括：社区与社区护理概述，社区护理的工作程序，社区护理工作中的人际关系与沟通技巧，护理伦理及相关的法律、法规，家庭与家庭访视，家庭病床和家庭护理，个案管理，社区护理管理等。本书的编写在吸收国内、外先进的社区护理经验的基础上，联系我国社区护理人员的来源与构成，力求做到理论与实践相结合、临床与社区相结合、培训与自学相结合，并增加了具体的应用性实例，使本书通俗易懂，学以致用。

本书在编写过程中参考和吸取了国内外有关文献中的观点和方法，在具体的实践环节中结合了省内、外社区护理的先进经验，在此谨向有关作者和社区工作者表示敬意和感谢。在编写本教材的过程中，得到江苏职工医科大学李学信老师、东南大学出版社常凤阁老师的具体指导，徐州医学院及徐州医学院附属医院的领导也给予了大力支持，在此一并表示感谢。

由于水平和时间有限，疏漏和错误在所难免，恳请同道和读者指正，以求进一步完善、提高。

编　者

2004 年 7 月

目 录

第一章　社区与社区护理概述

第一节　社区和社区卫生服务

一、社区的概念、构成要素及功能

(一)社区的概念

社区(community)由拉丁文演化而来，德国学者 Tonnies 在 19 世纪(1881 年)定义社区是以家庭为基础的历史共同体，是血缘共同体和地缘共同体的结合。

我国著名社会学家费孝通先生将社区定义为若干社会群体(家庭氏族)或社会组织(机关、团体)聚集在某一地域里所形成的一个生活上相互关联的大集体。

世界卫生组织认为："社区是由共同地域、价值或利益体系所决定的社会群体。其成员之间互相认识、相互沟通及影响，在一定的社会结构及范围内产生及表现其社会规范、社会利益、价值观念及社会体系，并完成其功能。"

由此可见，社区的定义虽有差别，但都包含有一定数量的人群组织，可能有共同的地理环境，共同的文化，共同的信念和目标，共同的问题，共同的需求与利益。由于这些共同性的存在，形成了他们的社区意识，进而组织起来，互相合作，并采取集体行动求得共同发展，以满足所处的社区的共同需要。

社区是指一定地域内具有某些共同特征的人群在社会生活中所形成的共同体。在我国农村，社区是指乡镇，在城市是指街道。

(二)社区的构成要素

1. 人口　人口是构成社区的第一要素，是社会生活的主体，社区的存在必须以人群为基础。社区的人口往往涉及三个要素：人口的数量、人口构成和人口分布。

人口的数量指社区内人口的多少。人口太少，或密度太低，不能实现社区的正常分工和协作，跟不上经济发展对人口的要求，延缓社区的发展进程；人口过多也会阻碍生产的发展。

人口的构成指社区内不同类型人口的特点。人口结构反映社区内部的人口关系，不同的人口关系表现出不同的社区面貌。如不同性别、年龄结构，人们的社会心理和生活方式的特点会不同；性别比例不平衡会给社区的婚姻、家庭生活带来不同的影响；城市社区中的工业区、大学区、商业区分布不同，人们的相互关系、生活方式、文化习俗也会不同。

人口的分布指社区人口及他们的活动在社区范围内的空间分布，同时还包括人口密度等问题。一定素质、数量、密度的人口是社会生活的必要前提。

2. 生态体系　生态体系包括地势、资源、气候、动植物等，这是社区不可缺少的基本要素。一个社区的生态体系往往能够决定这个社区的性质和发展前途，如地处要冲、交通方便的地方往往发展成为城市。任何社区都是在一定的自然资源的开发和利用中存在和发展。

从广义的角度看，这种生态体系并不完全局限于地理空间，它同时也包含一种人文空间，即社会空间与地理空间的有机组合。在同一地理空间中可以同时存在许多社区，如一个城市中可能同时并存着工业区、文化区等。

3.生产关系　生产关系也是构成社区最重要的要素。它是指社区内各种社会群体和组织相互之间的关系。其核心内容是社区居民的各种社会活动及其互动关系。社区居民在政治、经济、文化、精神及日常生活中相互联系、相互影响，形成了各种关系，并由此而聚居在一起，形成了不同形态的社区。

4.社区设施　社区设施是社区成员的生产与生活所必需的物质条件。它既包括生活设施，如住房、卫生服务网点及服务体制等，也包括生产设施如工厂、库房、排灌站等，还包括交通通讯设施、文化娱乐设施等等。这些设施及相应的运行制度是人们长期从事社区建设所取得的物质与精神成果。社区设施及其运行制度的完善程度往往是一个社区发达程度的标尺。

5.行为规范　行为规范是一个社区得以存在和发展的内在要素。它是人们在社区这个特定的地域性社会生活共同体中长期从事物质与精神活动的结晶。它渗透到社区生活的各个方面，不仅体现在人们的物质生活中，更深入地反映在人们的精神生活中。不同特征的行为规范是一个社区与另一个社区相区别的主要标志之一，也是一个社区内在凝聚力和认同感的基础。

6.管理机构　如村委会、居委会、乡政府、街道办事处等。

社区的规模可大可小，可以是一个村庄，也可以是一个大城市，只要具备了上述基本构成条件，均可称为社区。社区最常见的分类是城市社区和农村社区两大类。目前有人提出第三社区，即集镇社区。它介于城乡社区之间，具有一定特征，应引起人们的注意。

（三）社区的功能

社区内的居民共同努力，以解决其共同的问题，满足其共同的需要，并行使其功能。社区的功能主要包括以下5个方面：

1.社会化功能　社区的居民在其共同生活的过程中，根据自己所生活的地域及文化背景，形成了社区所特有的风俗习惯、文化特征、价值观念及意识形态等社会特征。而这些特征又会影响每个社区居民，成为他们成长发展过程中社会化的一个重要组成部分。

2.生产、分配及消费的功能　有些社区从事一定的生产活动，生产的物资供居民消费。同时社区也需要对某些物资及资源进行调配，以满足其居民的需要。

3.社会参与及归属的功能　社区建立一定的活动场所，如老人活动站、青少年活动中心、读书站等。社区居民参与这些活动，既增加了社区居民的凝聚力，又使他们产生了相应的归属感。

4.社会控制功能　为保证社区居民的利益，完成社区的各种功能，社区会制定一系列的条例、规范及制度，以保证社区居民遵守社区的道德规范，控制及制止不道德及违法行为，保证社区居民的利益。

5.相互支持及福利功能　社区可根据其具体情况及社区居民的要求设立一定的福利机构，如养老院、福利院、活动中心等，以满足居民医疗、娱乐及相互支持与照顾的功能。

综上所述，我们从社区的定义、构成要素、功能可以这样概括地说：社区是一个“微观社会”，是社会的缩影，是组成社会的基本单位。各国政府官员都十分重视社区的基础工作。在医疗保健方面，世界卫生组织认为，卫生服务必须贯彻“社区化”原则，运用社会医学理论和方法，从社区的角度研究卫生服务的需求、组织、实施，这是搞好医疗卫生工作的一条切实可行的途径。

二、全科医学的基本概念

20 世纪 60 年代以前，世界各国大都沿用“general practitioners”(GPs)和“general practice”(GP)的概念，通常翻译为通科医生和通科医疗。1969 年美国成立家庭医疗专科医学会(ABFP)，标志着全科医学学科的正式建立。不同国家、不同地区在称谓上有所差异，在英国及大多英联邦国家仍使用 GPs、GP，但多数学者认为应翻译为“全科医生”、“全科医疗”，而美国、加拿大以及我国台湾省则改用“family physician”、“family practice”和“family medicine”名称，翻译为“家庭医生”、“家庭医疗”和“家庭医学”，以突出这一学科以家庭为单位的服务内容和服务特色。目前，多数学者主张将“general practice/family medicine”，即全科医学/家庭医学，作为这一学科的正式名称。

(一)全科医学的定义

全科医学或家庭医学(general practice/family medicine)是一门整合现代生物医学、行为科学和社会科学的最新研究成果，以人的健康为中心、家庭为单位、社区为范围，提供综合性的医疗保健服务的新型临床医学专科。

以上定义突出了“以人的健康为中心”这一 21 世纪的卫生服务主题，全科医学的服务对象不仅限于个体，更关心家庭、社区这样的服务群体，突出了全科医学这一学科的理论基础。全科医学不仅仅是生物医学，而且是由生物医学、行为医学和社会科学整合以后而产生的一个新型学科，突破了以往传统的生物医学层面，更加适应“生物-心理-社会”这一现代医学模式的转变，突出了全科医学的专科特征。全科医学的定位应是临床医学的二级学科，它与内科、外科一样，是一个医学专科，同时它又不同于内科、外科这样的专科。全科医学专科的学科功能定位是基本卫生保健服务(primary health care)，即提供基本的医疗服务和基本的公共卫生服务。

(二)全科医学的基本特征

1. 医疗保健服务体系的基础　在世界范围内，卫生服务体系大体可区分为两级：一是提供医院服务的机构，二是提供基本的医疗保健服务的基层卫生机构。后者是社区大多数人最先接触医疗保健服务的地方，承担着解决绝大多数人的健康问题的任务。在不少国家和地区，全科医生在这些基层的卫生服务机构中担当首诊医生，发挥着基本医疗保健服务和医疗保险的“守门人”作用。他们服务的好坏直接决定了社区居民享用医疗保健服务的质量。

2. 以人的健康为中心，提供人格化的服务　全科医学的最终目标是让人人享受健康，它所研究的、所做的一切都是为了人的健康。专科医疗在疾病诊断治疗过程中，通常以疾病为中心，医生看病往往只看病，只关注疾病的发生、发展和转归，而很少注意到病人的情绪、心理及行为特征，把病人看成是疾病的载体，病人成为生物人。而全科医生则不同，他们认为人不仅有生物属性，还有社会属性，人体是一个整体，人与自然具有统一性。他们还认为应该看到人的个性化特征、个人的健康信念、人的知信行模式存在着较大差异，只有因人而异提供适宜服务，才能收到良好效果。所以，全科医学服务更加注重人格化、人性化。

3. 以家庭为单位的服务　全科医学把家庭作为开展医疗保健服务的单位，是考虑到个人与家庭之间存在着密不可分的联系。血缘、亲情、遗传等因素决定着个人和家庭成员的健康特征，而健康人和病人在家庭中互相影响。另外，人的一生中应该说大部分时间是在家庭中度过的，家庭成员、家庭成员之间的关系及家庭生活周期的不同阶段都对家庭成员的健康有着明显的影响。对于全科医生来说，是以家庭为单位来提供服务的，因为有时真正的病人并非只是就诊者，而可能是家庭中的其他成员，或是整个家庭。

4. 以社区为范围的服务　人生活在社区里，社区环境，社区人群的人口特征、健康特征、行为特征和社会特征与健康有着密切关系。用全科医学理论武装起来的全科医生，应立足于基层的医疗保健服务，服务于社区，服务于人群，把工作内容由单纯的临床治疗扩大到预防保健，用流行病学的观点和方法对社区进行卫生学调查和社区诊断，针对社区的主要卫生问题，制订和实施社区卫生计划并评价其效果，提高社区健康水平。40 年前，S. Kark 等提出了以社区为导向的基层医疗保健服务（community-oriented primary care，COPC）。自 20 世纪 80 年代以来，基层医疗保健服务得到了蓬勃发展，把众多的社区卫生服务机构联系在一起，从而提高了社区卫生服务能力，提高了全科医生的素质和能力，提高了全科医疗水平和社区整体健康水平。

5. 运用“生物-心理-社会”现代医学模式的理念　医学模式是在不同历史阶段和医学科学水平上，观察和处理医学问题的思想与方法，是对人类健康与疾病总体的特点和本质的概括，其核心是医学观。医学模式在不同历史阶段，由于健康问题的不同而不同。第一次世界卫生革命，人类面对的是传染病防治，运用的是生物医学模式。到了 20 世纪 40 年代，人类有效地控制了传染病，但是慢性非传染性疾病的发病率明显增加。这类疾病多与不良生活行为习惯、心理、社会环境压力有密切联系，对这类疾病只能用“生物-心理-社会”这一现代医学模式去解决。这就是我们所要担负的第二次世界卫生革命的历史使命。

6. 以预防医学为导向的健康服务　全科医学对个人、家庭和社区健康实施全面负责和全程控制，因此必然会重视预防疾病的工作。疾病的自然史告诉我们：疾病有“冰山现象”，典型的临床病人只是一座巨大冰山露出水面的尖子，而大量的不典型病例和病原体携带者却埋在海平面以下，它们是冰山的主体。所以全科医生应应用预防医学中的一、二、三级预防手段，对服务对象实施健康教育、营养指导、体育锻炼、生活环境改造等指导，消除病因、预防接种、保护高危人群等，以及采取“三早”（早发现、早诊断、早治疗）预防措施。对于出现病损、失能、残障者，应给予积极的治疗、康复。

7. 团队合作的理念　全科医生不是“万能医生”，更不是“万金油医生”。社区卫生服务是“六位一体”的综合性服务，通常由全科医生、社区护士、预防医生等不同专业人员组成团队。全科医生作为个人、家庭和社区健康的维护者，为了能提供优质的综合性和协调性卫生服务，常需要与其他卫生专业人员合作，建立以全科医生为核心的医疗保健团队。这有利于发挥集体优势，分工合作、取长补短，为社区居民提供优质、完整的医疗保健服务，有利于相互关心、合理安排工作和休息以及接受培训学习等。同时，全科医生又是双向转诊的桥梁，他能将病人安排给团队网络中最合适的专科医生和机构去接受治疗和照顾。

三、社区卫生服务的概念、组织结构及工作范围

(一)社区卫生服务的概念

社区卫生服务(community health care,CHC/community health service,CHS)是社区建设的重要组成部分,是在政府领导、社区参与、上级卫生机构指导下,以基层卫生机构为主体,全科医师为骨干,合理使用社区资源和适宜技术,按照全科医学的理论,以人的健康为中心、家庭为单位、社区为范围、需求为导向,以妇女、儿童、老年人、慢性病人、残疾人为重点,以解决社区主要卫生问题,满足基本卫生服务需求为目的,融预防、医疗保健、健康教育、计划生育技术指导等为一体的,有效、经济、方便、综合、连续的基层卫生服务。

与医院服务相比较,社区卫生服务具有以下特点:

1.以群众为中心,考虑集体和一些人群的健康。社区卫生服务的对象包括个人、家庭、群体、社区,服务重点倾向于集体。

2.以促进健康和预防疾病为主要任务。需要对社区卫生状况进行测量和分析,分析社区的主要问题及影响因素。

3.社区卫生服务需要良好的组织管理。社区有许多独立的卫生机构分担不同的任务,需要共同协调工作才能更好地为社区健康服务。同时要组织社区的力量,共同参与,来促进社区的健康。

开展社区卫生服务应遵循以下原则:

1.坚持为人民服务的原则,根据社区人群的健康需求,正确处理社会效益和经济效益的关系,把社会效益放在首位。

2.坚持政府领导,部门协同,社会参与,多方筹资,公有制为主导。

3.坚持以预防为主,综合服务,健康促进。

4.坚持以区域卫生规划为指导,引进竞争机制,合理配置和充分利用现有卫生资源。努力提高卫生服务的可及性,做到低成本、广覆盖、高效益、方便群众。

5.坚持社区卫生服务与社区发展相结合,保证社区卫生服务可持续性发展。

6.坚持实事求是,积极稳妥,循序渐进,因地制宜,分类指导,以点代面,逐步完善。

(二)社区卫生服务的组织结构

由于各国的卫生管理体制方面的差异以及政治、经济、文化等一系列社会因素对卫生服务体系的影响,社区卫生服务组织在不同的国家运行和发展情况有很大差别。目前,我国社区卫生服务的组织形式多种多样,社区卫生服务机构名称也因地而异,如社区卫生服务中心、社区卫生服务站、社区健康中心等等,尽管名称各地有异,但其基本组织形式和功能则大同小异。

1.组织原则

(1)根据本地人口的地域分布和应完成的社区卫生服务量,按1∶1 000或1∶1 500的比例配备社区卫生服务人员,建立社区卫生服务中心,必要时可下设社区卫生服务站。

(2)设点的地域分布基本以覆盖$1km^2$范围(或步行10分钟可及)为准,可以按居委会行政组织设点。同时,社区卫生服务机构应注意与其他医疗机构保持一定的距离。

(3)街道办事处和居委会参与工作。

(4)选择熟悉社区资源及环境、居住本社区、专业知识互补的全科医生、社区护士等组成的团队或小组。

(5)根据社区卫生服务内容,对社区服务机构中的卫生人员实行不脱产或脱产的岗位培训。

(6)社区医院与社区卫生服务中心保持密切的联系。

2.组织网络　以城市社区卫生服务中心为例,组织网络见图1-1。

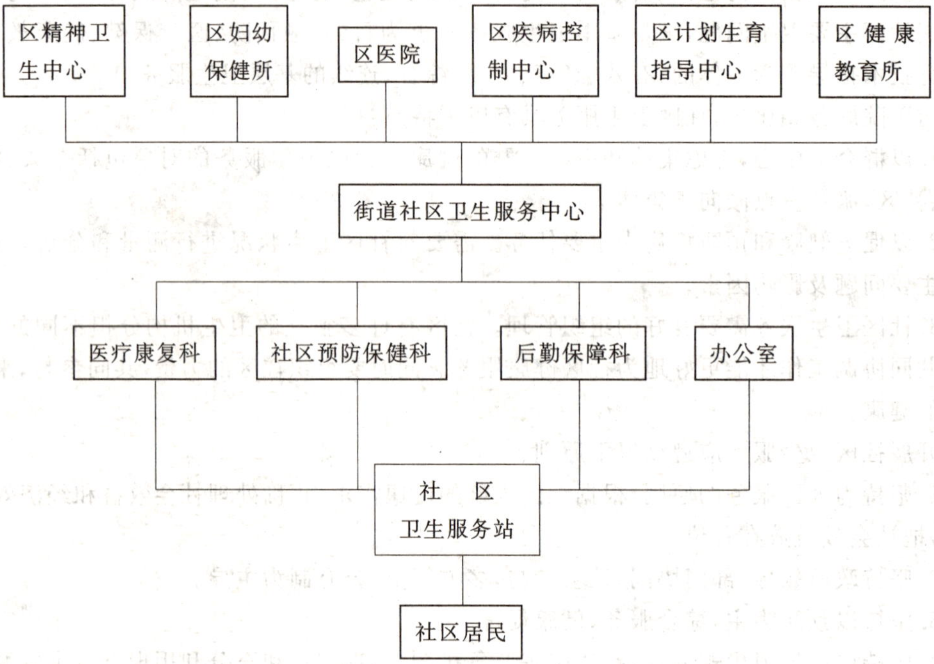

图1-1　社区卫生服务中心组织网络

(二)社区卫生服务的工作范围

1.社区预防　社区预防包括传染病和多发病的预防、卫生监督和管理、慢性病的控制。积极采取有效措施,预防各种疾病的发生、发展和流行。这是社区卫生服务的重要内容。

传染病的预防措施除计划免疫接种、消毒隔离、传染病报告外,还包括抓好卫生基本建设,如粪便污水处理、饮用水管理和食品卫生管理等。

卫生监督和管理就是协助卫生执法部门对发生在社区的卫生问题进行监督,如饮食卫生监督、公共场所的卫生监督等,并对从业人员进行卫生知识培训,加强管理。

慢性非传染性疾病的预防可通过改变人们的不良生活方式等进行第一级预防,并进行健康检查等第二级预防。

2.社区保健　社区保健是以优生优育、提高人口素质、提高生活质量为目标,对社区脆弱人群——婴幼儿、妇女、老人进行保健,包括社区妇女保健、围生期保健、社区儿童保健、社区精神卫生等。

3.社区康复　对丧失了正常功能或功能上有缺陷的残疾者，通过设立家庭病床或社区康复点，采取医学和社会的综合措施，尽量恢复病人的功能，使他们重新获得生活、学习和参加社会活动的能力。在社区卫生服务中心开展康复的内容包括：社区残疾人普查、康复训练，由康复人员或医务人员在家庭或康复中心指导残疾人生活自理、步行、家务、语言、心理训练等，还可进行教育康复和职业康复等。

4.社区医疗　社区医疗服务在社区卫生服务中占有重要的地位，以门诊和出诊为主要形式，为社区居民提供以高质量、便利的医疗服务。与传统的医疗服务相比，它的特点是以社区为范围、以家庭为单位的连续性、人格化的医疗服务。医疗服务的内容包括：为居民诊治常见病、多发病、慢性病；提供出诊、巡诊、转诊和家庭病房服务；建立居民健康档案，掌握居民和家庭的健康背景资料；开展姑息医疗，为临终病人及家属提供周到的、人格化的服务。

5.健康教育和健康促进　健康教育是通过有组织、有计划、有系统的社会教育活动，促使人们自觉采纳有益于健康的行为和生活方式，消除和减轻影响健康的危害因素，预防疾病，促进健康，提高生命质量。

健康促进是指促进人们控制和改善自身健康能力的过程，包括健康教育和其他能促使行为与环境向有益于健康改变的一切支持系统。健康促进不仅需要个人行为改变，还要求有政府行为和改变环境条件。社区健康教育与健康促进相辅相成、密不可分，充分发挥个人、家庭和社区各自的健康潜力。

6.社区计划生育指导　计划生育是我国的一项基本国策，社区是计划生育工作的前沿阵地。社区卫生服务机构有责任指导计划生育措施的落实，包括：对育龄妇女进行系统管理，开展计划生育宣传教育和技术指导，落实节育措施如服避孕药、上环、结扎等。

7.其他　根据社区居民的需求，不断拓宽社区卫生服务范围，提供适宜的基层卫生服务。

第二节　社区护理

一、社区护理的概念、特点

（一）社区护理的概念

“社区护理”一词来源于英文(community health nursing)，其全称可译为“社区卫生护理”或“社区保健护理”。

美国护理协会(American Nursing Association)对社区护理的解释是：社区护理是将公共卫生学及护理学的理论相结合，用以促进和维护社区人群健康的一门综合学科。社区护理以健康为中心，以社区人群为服务对象，以促进和维护社区内个人、家庭及人群的健康为主要目标。

公共卫生学是一门预防疾病、延长寿命、促进身心健康和工作效率的科学及艺术。通过组织社会力量，预防疾病、延长寿命是公共卫生学的主要目的。

护理学是医学领域里一门综合性应用学科，它结合了自然科学与社会科学的理论，形成了护理的理论体系与护理技术操作。护理是诊断和处理人类现存的或潜在的健康问题的过程。随着护理学的发展，护理的范围也在逐步拓宽，从对疾病的护理扩展到对疾病的预防，但其侧重点仍是靠护理人员的力量，帮助病人恢复健康、减少残障。

社区护理是将公共卫生学与护理学有效地结合在一起，包括了三个方面的内容，即预防、保护和促进。预防指如何防止疾病和伤害发生。例如，规定汽车前座必须有防护带，以避免突然刹车时发生撞伤。保护指保护群众免受环境中有害因素的侵害。例如，公共场所禁止吸烟；饮水、食品卫生的规定等。促进指安排一些活动增进社区人群的健康。例如，组织社区居民练健身操或打太极拳等体育活动。

社区护理的主要职责是视人群为整体，使用健康促进、健康维护、健康教育的方法，直接对社区内个体、家庭和群体提供协调、连续的护理，使全民达到健康。

（二）社区护理的特点

社区护理既具有公共卫生学的某些特点，又具有护理学的某些特点，但与公共卫生学和护理学相比较，社区护理在以下四个方面更为突出：

1.以健康为中心　社区护理是以维持和促进人的健康为中心的。医院的临床护理多以恢复人的健康为主，而社区护理则强调促进健康而不是单纯治疗护理病人。当然，社区护士也要经常帮助居民解决已存在的健康问题，但它的中心任务则是提高整个社区居民的生理、心理、社会适应能力水平。

2.面向社区人群　正如社区护理的定义提到的，它的基本职责是视人群为一整体，而不是个人和家庭。社区护理工作就是要收集和分析人群的健康状况，然后解决这个人群中主要的健康问题，即使社区护士照料个人与家庭，也是帮助整个人群解决健康中的一项工作。社区护士的工作任务是从照顾一个病人扩展到照顾整个人群。

3.具有高度的自主性与独立性　医院护士经常是在医生的指导下进行工作，而社区护士由于工作范围广，而且要运用流行病学方法来找出容易出现健康问题的高危人群，因而他们的工作更具自主性。社区护士到家庭中访视护理往往是单独一个人进行，故社区护士应具备一定的发现问题和解决问题的能力，应有较强的独立工作能力。

4. 提供综合、连续性服务。

5.管案时间长　一般医院的病人住院时间较短，护士只满足他住院期间的需要，而社区护理对象长期居住于本社区中，因此，管案时期长。由于时间长，护士不仅对此病人的家庭、社会文化背景了解较深，而且长期相处产生感情，相互之间关系密切，更有利于评估其身心健康状态、社会状况，给予适当的照顾。

6.与各方面加强合作　社区护士除与医务人员之间要密切合作外，还要与社区居民、服务对象、社区管理人员、社区内行政、福利、教育、厂矿很多人员联系，只有通力合作，才能做好社区卫生。因此，社区护士更需要善于交流沟通，搞好人际关系，尊重别人的意见，主动与有关部门和人员合作。

二、社区护理的发展简史

1.国外社区护理发展史

（1）公共卫生护理的先驱：公共卫生护理史上第一位访视护士为圣菲比，记载于新约罗马书中。

(2)地段访视护士的出现：训练护士从事家庭访视英国利物浦的企业家威廉·勒斯朋(Villiam Rathbone)倡导的。他的妻子患慢性疾病卧床在家，罗宾森夫人到其家中进行护理，减轻了病人的痛苦，他深感家庭护理的重要，于是他求助于罗宾森夫人在利物浦成立第一个地段访视护理机构(1859年)。此机构将护理人员分到若干地段，访问与护理贫困病者。后来，在利物浦设立护校，专门培训地段护士，课程中包括个人卫生、环境卫生与家庭访视和护理。

19世纪，医院护理工作由于南丁格尔的改革取得社会的重视，对贫困病者的照顾亦加强了。1874年，伦敦成立了全国访问贫病护士协会，各地设有分会。英国开展此项工作后，对美国亦有影响。美国先在纽约附近开始家庭访问护理，此后逐渐扩展，1890年美国访问护士机构已有21家。

(3)公共卫生护理的起源：正式提出公共卫生护理名称的是美国护士丽连沃德(Lillian Wald)，她在南丁格尔以往使用的卫生护理前加上"公共"二字，使大家了解这是为人民大众服务的卫生事业。她本人早年致力于贫民社会的卫生工作，她和她的同事们调查贫民家庭，发现住房阴暗、拥挤不堪，居民缺医少药，肺结核、伤寒、脑膜炎等传染病给人民带来极大灾难。1895年她在街道成立了办事处，组织护士走访贫苦家庭，对传染病病人进行消毒隔离，护理慢性病病人。此后，她又推动妇幼卫生与学校卫生工作。她的主要贡献有：

(1)她认为公共卫生护士有独特的职能，她们可以独立工作，并主张公共卫生护士最好住在执行工作的地区附近，以充分了解本地区的情况和变化。

(2)她致力于学校环境卫生的改善和防治学生的传染病，使校方看到学校卫生的成果，同时使患传染病的学生不再流落在外，扩散疫源。这是学校卫生护理的开始。

(3)开展了妇幼卫生工作。1900年以前，很少人注意妇幼健康。当时美国孕产妇和婴幼儿死亡率很高，经过丽连沃德的努力及有关人士与团体的支持，成立了儿童局，并从事妇幼卫生研究。

(4)护理服务对象不仅限于贫病者，而扩展到一般群众，同时采取收费和聘用公共卫生护士的办法。无论公立、私立的卫生或社会机构均可聘请受过公卫护理训练的护士来负责社区内的家庭护理、妇幼卫生、学校卫生、预防保健、宣传示范等工作。1912年丽连沃德及其他公共卫生护士成立了"公共卫生护理学会"，制定了公共卫生护理服务的原则和标准，并根据工作需要提出了公共卫生护理教育的课程，逐步纳入大学教育中。

1935～1965年，为了促进人民的健康，美国政府制定了一些法令，在大学中设奖学金，使更多的人有机会学习公共卫生护理专业，掌握更高的知识与技能。1950年后，公共卫生护理的工作范围从个人家庭走向社区，并开始注意到环境卫生问题。

1970年露丝·依瑞曼开始引用"社区护理"一词，将公共卫生护理与社区护理作了一些区分。她认为社区护理是护理人员在各种不同形式的机构内进行多项的卫生工作，社区护士的服务重点是社区。她们的工作特点是：①社区护理对象不仅限于刚出院的病人或长期慢性病人，而是整个社区群众。②为了促进人民健康，护士的角色不仅是照顾病人，而是健康教育者、咨询者、策划者、开业护士以及病人的代言人。③凡从事健康服务的人员均应合作，各项卫生组织均是促进卫生的一个环节。

2.中国社区护理的发展概况　1835年巴拖要克医生在广州创办了我国第一所基督教教会医院。1884年美国护士兼传教士媚基妮(Mckechnie)来华,创导南丁格尔护理制度。1888年,约翰生女士在我国的福州开办了我国第一所护士学校。1908年,基督教会派辛浦生女士(Miss Cora. E. Simpson)来华,统一了我国的护理教育标准,以提高护理质量及服务标准。1914年,上海召开了中国第一届全国护士大会,这次会议决定将全国性的护士机构命名为"中华护士会",每年举行护士会考。1925年,北京协和医院教授格兰特先生(Mr. Grant)在北京创办了"第一卫生事务所"。1945年前,北京的卫生事务所为4个,全国从事公共卫生的护士数量也有一定的增加。

解放后,卫生事务所改为城区卫生局,局内设防疫站、妇幼保健所、结核病防治所等。一部分医院开始开设地段保健科或家庭病床。在护士学校的课程设置中还没有公共卫生或社区护理课。虽然城市及农村都有三级卫生保健网,但参加预防保健的护士寥寥无几。

1983年起,我国开始恢复高等护理教育。在高等护理课程安排上增加了护士预防保健意识和技能的训练,但大多数学校没有设立社区护理专业。1994年,由美国中华医学基金会资助,卫生部所属的8所高等医科大学与泰国的清迈大学联合开办了护理硕士班,在硕士课程中设置了社区及家庭护理课。1997年,首都医科大学设立了社区护理专业,并于同年开始招生。

1996年5月,中华护理学会在北京举办了"全国首届社区护理学术会议",会议倡导发展及完善我国的社区护理,重点是社区中的老年人护理、母婴护理、慢性病及家庭护理等。1997年,上海成立了老人护理院,随后,深圳、天津等地先后成立了类似的社区护理服务机构,主要从事老年人的疾病及康复护理。从目前的发展情况来看,我国的社区护理尚处于雏形阶段,人们的健康及积极主动寻求卫生服务的意识还待提高。因此,高等护理教育中有必要设立社区护理课程,并在专业设置上增加社区护理专业,培养能为公众提供简单、快捷、方便、经济的社区保健服务的护理人员,以满足人群对社区护理的需求。

三、社区护理的工作范围

1.社区健康教育　社区健康教育是社区护理工作的基本内容。社区健康教育的目的是使社区人群能够亲自确定自己的问题,了解及依靠自己的力量以及获取政府或社会群体、家庭及他人的帮助支持,最后决定采取何种最健康的生活方式,改变那些有损于健康的或易导致疾病的行为,采取积极有效的健康行为。进行社区健康教育,首先要制订健康教育计划,明确目的要求、内容与方法,并要争取社区的领导的协助与支持,争取各有关部门的配合。社区护士要根据不同对象,采取不同的教育方法,同时注意教育效果,以不断提高社区健康教育的质量。

2.社区传染病的预防和控制　传染病是指病原体从病人或其他传播媒介传染给宿主的过程。传染病的发生需要有病原体、传染途径及宿主的易感性三个条件。传染病传播速度很快,会播散及蔓延而导致许多人在相同的时间内患病或受到死亡的威胁,因此,传染病的危害程度很大。社区护士必须熟知世界各国常见传染病的类型,熟悉各种传染病的传播方式、国内外传染病的最新疫情、传染病的预防及管制方法、传染病的防治机构、可利用的资源等。社区护士在家庭访视,或者在工厂、社区、学校及其他场所进行健康教育时,要及时对社区居民进行有关的健康指导，督促家长让儿童定期接受预防接种，以预防传染病的发生，对传染病早期发现，早期治疗。社区护士生活和工作在社区，可通过仔细观察病情，早期发现病例，并迅速将疫情上报到相关的卫生部门，协助采集各种标本，并立即按照《中华人民共和国传染病防治法》有关规定将病人进行隔离，以防疫情的扩大。社区护士还应协助社区医生治疗病人或办理转院。

社区护士还应进行性传播性疾病和艾滋病的知识教育，特别是对青少年进行性教育、道德教育，给予正确引导，使他们认识性传播性疾病的传播途径及危害性，以降低此类疾病的发生。

3.社区的环境、职业健康与安全的管理　社区护士在这方面着眼于环境的监测、报告，以保护社区人群的环境，如水、粪、空气、土壤等。社区护士还从事工业卫生、学校卫生工作，加强对社区炊事员与保育员的培训，以保证社区居民的健康。对某些特殊职业的群体应提供防护的信息与措施，以保护他们的身心健康。

4.社区的家庭护理　家庭的护理以及家庭成员的生活行为很大程度上直接影响到整个社区的健康。家庭护理除了引导、教育家庭在生活方式、卫生习惯、营养、锻炼等方面应有一系列健康行为外，还包括社区护士进入家庭为病人提供护理服务。家庭护理服务主要包括评估病人或家庭存在的健康问题，按护理对象的特点即健康问题给予护理、技术指导、帮助，并提供心理精神支持。

家庭护理的病人多种多样，对其护理目的也不尽相同。根据护理的时间不同，通常将病人分成两大类：一类为急性病病人，即短期可以康复的疾病的患者，如骨折、感染恢复期；另一类为慢性病病人，如高血压、冠心病、糖尿病、肾炎、慢性肝炎、精神病、痴呆等。护士进入家庭后主要是评估病人病情，给予护理技术指导与帮助，并对家属进行一般护理技术指导和精神支持。

5.社区儿童保健　社区儿童保健主要是做好新生儿、婴幼儿、学龄前儿童保健系统的管理。根据小儿不同时期的生理特点和保健重点，采取有效措施，促进儿童生长发育，提高健康水平，降低新生儿、婴儿死亡率。积极防治儿童常见病、多发病，调查发病因素，制定社区防治措施，降低发病率，提高治愈率。推广科学育儿，提倡母乳喂养，普及儿童保健知识，提高保健意识，加强自我保健能力。

6.社区妇女保健　社区妇女保健主要开展优生咨询，产前遗传病诊断，预防和减少先天性、遗传性疾病，提高出生人口的素质；推广科学接生；做好妇女经、孕、哺乳、更年期卫生保健；防治妇女常见病、多发病，调查分析发病因素，制定社区防治措施；还应协同有关部门对社区企事业单位的女工劳动条件进行卫生学调查，提出劳动保护和卫生保健的建议；开展计划生育指导，推广以避孕为主的综合节育措施；开展妇女卫生知识宣传教育，普及妇女保健、优生优育、计划生育的知识，提高妇女卫生知识水平。

7.社区老年人保健　社区中老年人保健主要做好中老年人的心理卫生，使中老年人保持乐观的情绪，指导老年人参加适度的体力劳动，合理营养，养成良好的生活、卫生习惯，积极预防心脑血管疾病、恶性肿瘤、慢性气管炎等老年常见病，同时还应指导老年病人正确合理使用药物。

8.社区心理卫生与精神保健　社区心理卫生保健包括个体心理保健和社区群体心理保

健。个体心理保健主要按各年龄阶段来进行，群体心理保健包括家庭心理保健、职业群体心理保健和学校心理保健。促进社区人群的心理保健是社区护理的一个基本内容。社区护士一方面要做好心理保健的宣传教育，增加社区人群预防精神病的常识，减轻不良事件给家庭、个人等所带来的打击；另一方面要配合精神卫生医师做好精神病的初步诊断、治疗和康复，为一些精神病病人回归社会创造良好条件，给予这些病人以支持。

9.社区临终服务　社区临终服务是指向社区的临终病人及其家属提供他们所需要的各类身心服务，以帮助病人走完人生的最后一步，同时尽量减少因病人的去世对其家庭其他成员的影响。

10.院前急救护理　入院前及现场的急救护理直接关系病人的生命安危。因此，在社区中，需要一大批懂得专业急救的护理人员，以提高社区现场的急救能力及救护质量。这些护理人员同时也需要开展社区健康教育，普及急救知识，提高社区居民的自救互救的能力及水平。

四、社区护理与社区卫生服务

社区护理是社区卫生服务的重要部分，是社区卫生服务团队的重要组成成员，并以其旺盛的生命力为社区人民群众提供综合的卫生保健护理服务，为社区居民提供方便、及时、经济的各种护理服务，满足了社会的需求。社区护理既体现了护理服务模式的转变，又拓宽了护理服务的范围，丰富了护理服务的内容，为护理事业的深入发展起到了极其重要的促进作用。

社区护理是确保社区卫生服务质量的关键，是实现我国发展社区卫生服务目标的重要保证。社区卫生服务的多项内容需要由护理人员实施，社区护理的质量可严重影响社区卫生服务的质量。我国发展社区卫生服务的主要目的是有效地利用社区卫生资源，提高人民的健康水平，社区护理人员正是这一目标的实施者。

社区护理一方面将护理场所由医疗机构向社区延伸，另一方面将护理范围由病人扩展至高危人群与健康人群。

五、社区护士的基本条件、角色和职责

1. 社区护士的基本条件

(1)具有国家护士职业资格并注册。

(2)通过地(市)以上卫生行政部门规定的社区护士岗位培训。

(3)独立从事家庭访视护理工作的护士，应具有在医疗机构从事临床护理工作5年以上的工作经历。

2.社区护士的角色　在社区卫生服务中，护士扮演的角色主要有：

(1)照顾的角色：这是社区护士比较熟悉的角色。其任务是评价个案需要，与个体共同制定合适的护理措施，提供直接的护理。现在社区护理工作范围正在扩大，已从个人扩展到家庭和社区，因此，护士在拜访一位慢性病病人时，同时要注意对其家庭成员如儿童、妇女的健康指导，还要注意发现饮食、环境等存在的问题，并提出建议。

(2)教育和咨询的角色：社区护士要对社区居民进行健康教育和咨询，使他们改变危险

性行为，提高其健康意识，更多地了解健康知识，以预防疾病的发生。

(3)组织与管理的角色：在社区卫生服务机构中，社区护士总是应充当组织管理者的角色。她们需要负责人员、物资的管理，需要组织各种活动，如组织本社区有同类兴趣或问题的人员学习，如老人院中服务员的培训，餐馆人员餐具消毒的指导，这些都需要一定的组织管理技巧。

(4)协调与合作的角色：社区由许多家庭、卫生机构(如医院、门诊)、社会机构(如幼儿园、学校)及行政机构组成。社区护士要活动于这些集体与人员之中，她必须有较好的人际交流和协调工作的能力。同时，社区卫生机构需要与很多部门相互配合，社区护士要从整体观念出发，在工作中主动与其他部门人员合作，并虚心听取他人意见，团结一致，以完成工作目标。

(5)观察者及研究者：在社区卫生组织中，社区护士既是一名敏感的观察者，需要及时观察疾病的早期症状、儿童的生长发育问题、病人对药物的反应及家庭和社区中的问题(如家庭或社会的压力、环境中的危险因素)，社区护士还是一名研究者，她可以自己领导一项专题研究，也可以同别人合作研究。研究的内容可以是流行病的调查、行为与健康的关系研究等，也可以是疾病的致病因素或条件(环境)以及其他与健康有关的课题。

社区护士的角色有照顾、教育、咨询、组织、管理、协调、合作、观察、研究等多种，在不同的情况、不同的场合、不同的时间她可以选择不同的角色。在这些角色中，社区护士做到什么程度，起到什么效果，则要靠她们的知识、技巧和灵活运用。

3.社区护士的职责　社区护士的职责是指护士在完成各种角色时所要做的工作或任务。一般来说，每一种角色要求做相应的工作，不能超越角色。比如，一位护士在医院上班时，她可以询问某个病人的排泄情况，而当她下班走在街上时，她已是个公民的角色，就不能询问别人的大小便情况。如果她是个社区护士，与本地居民均已熟悉，她仍然可以随时进入护士角色，询问病人的健康状况。

社区护士的职责有以下几方面：

(1)向居家的病人和身心残疾者提供直接护理：社区护士除了施行一般护理和专科护理工作，如测量血压、注射药物、冲洗及包扎伤口、拆线、指导健身运动、产妇及婴儿护理等外，她们还需要与病人及其家属建立良好的人际关系，运用所学的知识和智慧解决那些影响病人康复的问题，向病人和身心残疾者提供直接护理。照顾每位病人的生理、心理及社交三方面的健康，并积极地鼓励及提高病人的独立生活能力，让病人可以安心在家疗养康复。

(2)维持健康的环境：保护资源和限制环境的污染是环境控制中的主要工作内容，社区护士应关心环境管理，保护人类免遭伤病的侵袭。除此之外，社区护士应促进社会环境的健康，认识并尊重服务对象的宗教、文化和政治信仰方面的差异，维护他们的尊严。

(3)提供健康教育和指导：社区护士应积极参与健康教育，包括预防意外和疾病、营养学知识、家政事务、家庭成员的沟通技巧、家庭计划等等，传授有关疾病预防的知识和自我保健知识，提高服务对象自我照顾的能力，预防疾病的发生，减少住院次数，促进和维护健康。

(4)提供信息与资源：社区护士对个人、家庭及社区进行评估，提出健康问题和提供相应的护理措施。对用护理措施无法解决的某些健康问题，应协助服务对象寻求合适的社会资源与信息，以解决服务对象的问题和需要。

(5)提供协调合作服务:合作是双方或多方共同决定与执行某项活动或工作,它与协调是不同的。协调是管理的职能,协调是保持工作的一致性和连续性,避免重复或脱节,并把各种服务综合组织起来,以取得最有效的结果。社区护理是一支多元化的社区医疗服务队伍中的一部分,需要与队伍中其他成员保持密切的联系和交流,务使各成员之间能通力协调合作,为预防疾病、维持和促进健康服务。

(6)提供咨询:咨询与教育是不同的,咨询是帮助病人选择解决问题的办法,教育则是陈述事实。社区护士应向社区服务对象提供促进健康的方法和信息,同时向其他医务人员提供有关病人的资料,以协助病人康复。咨询也可分为以下几步:①帮助病人确定要解决什么问题,并帮助其分析原因,以便找出各种解决措施;②护士协助病人设想各种解决办法,并比较其可行性与目标;③病人选择某项解决措施并执行;④护患在实施后共同评价,例如病人因经济问题和知识不足难以购买各类营养丰富的食品,但在术后又需要补充营养,护士可帮助病人了解最经济实惠的食物以及如何烹调更能保存其营养价值;最后由病人决定如何调整日常饮食,经过一个阶段后可根据体重、血红蛋白、体力恢复等指标进行评价。

(7)开展社区护理科研:社区护士应积极参与和进行护理科研,通过对社区护理的科学研究,来丰富社区护理理论和推动社区护理实践的发展,提高社区护理水平,促进社区护理学科发展。

(梁　爽)

第二章　社区护理的工作程序

第一节　社区健康评估

社区健康评估是应用护理程序的第一步，是确定护理对象健康状况的基础。社区护士收集护理对象(个人、家庭、社区)的资料，评估社区具备的能力与问题，其目的是发现健康问题，找出导致这些问题的相关因素，从而为确定护理措施提供参考和依据。

一、社区健康评估的意义

对社区进行评估可使护士了解社区环境状况、居民健康状况、保健资源、影响社区健康的因素；了解社区的信念和价值观；明确社区所具备的能力及对居民保健需求关注的程度；确定社区的健康需求，排定优先顺序，制订社区护理计划；还可为经费预算提供依据。

二、社区健康评估的内容

社区护理评估可从个人、家庭、社区三个层次进行。

(一)社区评估

1.社区评估的内容

(1)社区人口的组成：包括人口的数量、性别、年龄、民族特征、婚姻状况、家庭形态、教育程度、经济收入和职业特征等人口学资料。这些因素本身不会使人生病，但这些因素会造成疾病发生率的差异。社区人口的组成对社区健康需要有直接的影响，人口组成不同，其健康问题也有所不同。例如：各年龄阶段的健康需求不同，幼年人口多的社区，妇幼保健工作的开展与实施就非常重要；而老年人口多的社区，对于老化和退休的最佳状态的调整和适应，保持并发挥老年人尚存的功能，增加活动的独立性，减少对他人的依赖，使老年人能积极、愉快地生活则成为主要的护理内容。以少数民族为主的社区，与其民族特征有关的价值观和卫生行为，会产生特殊的健康需求或健康问题。社区人口数量的大小及人口的增长速度对于社区的空间，生活物资的供给，交通、教育的实施以及医疗保健资源的分配均有一定的影响，也会带来相应的问题。社区人口密度的高低也会影响社区的生活与环境，较高的人口密度可增加生活的压力、增大污染环境的可能性。

(2)社区居民的健康状况：包括社区人口的平均寿命、主要健康问题、患病原因、疾病的类型、易感人群的人数及分布、残障率、死亡率、死亡原因及结婚率、离婚率、失业率、犯罪率等对健康状况的影响。一般而言，健康状况越好，平均寿命越高。所以，我们经常用平均寿命作为评价健康状况的指标。社区护士通过对该方面资料的收集，可以了解什么是该社区的主要健康问题，故而确定社区的主要需求以及需要开展哪些健康促进服务项目。

(3)社区环境状况:社区环境包括物理环境、生物环境和社会文化环境,如社区的范围大小、气候、位置、土地利用、空气、水源、交通以及由人为因素造成的环境状况。这些环境状况使每个社区都有其独特性,并对社区居民的健康有一定的影响。例如:社区靠近河川,潮湿的环境容易滋生蚊蝇,引起某些传染病;处于交通不便利的社区,医疗机构往往也较为缺乏。另外,诸多的人为环境因素(厂房的建造,垃圾处理,动、植物生态环境的改变等)也会对社区居民健康造成危害,水源污染易引起某些肠道传染病的暴发流行,严重的空气污染易引起呼吸系统疾病。有些专家认为,广义的环境还应包括社区内人际间的关系,良好的人际关系环境对促进健康有重要作用。

(4)社区的健康资源状况:包括正式和非正式的人力和机构的种类和数量。例如社区内医院的数目、规模及医护人员的数量、素质、提供保健服务的能力、医院的医疗设备与人口比例、卫生经费是否能满足社区居民的需求等,个体医疗服务机构的种类、数量、提供服务的项目,家庭成员或邻居可提供的健康服务的内容和程度等,这些都是护士在评估社区时应考虑的内容。

(5)社区健康服务的利用情况:指社区居民对社区所提供的各种健康服务接受、利用的程度,包括门诊服务、住院服务以及预防服务的利用程度。例如,社区居民的患病就诊率、医护人员出诊率、预防接种率、妇女病普查率等。根据我国目前的现状,可利用医疗卫生机构的工作统计报表和登记资料作为分析健康服务利用情况的重要信息来源,用询问调查方式了解社区居民对卫生服务的利用程度也是分析健康服务利用情况的重要手段。社区评估表见表 2-1。

表 2-1　社区评估表

评估项目	基本情况描述
社区人群	内容:人口数量(增加或减少比例)、性别比、年龄分布、民族、收入水平、婚姻状况、教育情况等 评估:
地理、居住环境	内容:社区地理位置、气候、气温、相对湿度、居民居住条件、社区绿化及空间等 评估:
健康资源、服务	内容:健康服务机构数量、性质、服务范围、方便性、费用、居民接受性、资源利用、资源缺乏、支持系统等 评估:
社区经济/就业	内容:人均收入、家庭年均收入、人群就业情况、人群主要职业分布等 评估:
安全交通	内容:社区内消防保护系统、居民交通便利性等 评估:
社区教育	内容:社区儿童受教育情况、社区学校类型和分布、能否满足需要 评估
社区人群健康	内容:居民主要疾病谱、死亡谱、死亡原因、高危人群、影响居民健康的主要因素以及社区的出生率和死亡率等 评估:

续表 2-1

评估项目	基本情况描述
社区危险因素分析	1.
	2.
	3.
护理诊断排序	1.
	2.
	3.
特殊说明：	
评价人：	评价时间

引自李继坪主编.社区护理.人民卫生出版社，2000

2.社区健康评估的方法　进行社区健康评估时，收集资料的方法有：

(1)系统观察法：这是收集资料的一种非常重要的方法，就是运用护士的自我感觉去获取资料。如用眼去观察社区居民的健康、工作、生活、环境情况；用鼻子去嗅社区环境中的空气是否清新；用耳去听一听居民谈论和关心的话题，社区是否安静，有无噪音；置身于社区来感触社区的人文环境。一个有系统观察能力、丰富的健康保健知识和较强沟通技巧的社区护士可通过观察法搜集到一些珍贵的资料。

(2)调查法：通过调查可以了解一定人口健康和疾病的流行、分布情况以及相互关系，人们的信念、态度、知识和与健康有关的行为。可采用问卷调查法，最好采取随机抽样调查法，以使结果更具有代表性。在调查法中，问卷的设计和调查质量是调查成功的基础，因此，在设计和发放问卷时应注意以下问题：①避免双重问题。例如，问"您有胸痛吗？疼痛程度如何？"这样的问题很容易出现漏答现象，因此在设计问卷时，一个问题只能询问一件事，以便于被调查者做出明确的答复；②避免有诱导性的问题；③慎重处理敏感与涉及隐私的问题，像吸毒、经济收入、未婚先孕等问题；④对问题的排列顺序应仔细考虑；⑤该问卷的信度和效度是否处于被接受范围。

调查可以是书面的，也可以是口头的。调查的方法主要包括信访法和有计划的访谈法两种。信访法是邮寄问卷给被调查者，由他们自己填写后寄回。此方法具有调查范围广泛、高效、经济等优点。缺点是：回答率低，并且要求被调查者要有一定的文化水平，能自行完成问卷的填写。访谈法的优点是：回答率高、灵活性强，可以询问比较复杂的问题。其缺点是：费时、费钱，另外还需要培训调查人员。从调查质量角度来看，访谈法在许多方面都优于信访法，特别是在一些样本较大、调查对象较集中的调查中广泛运用。与提供信息的关键人员(社区成员或负责人)进行面谈，可获得很多非常有价值的资料。

(3)文献法：可通过查阅各种记录、书面材料来获取各种相关信息。例如，正式的人口普查，生命统计，疾病统计，有关组织、团体、研究机构的各种统计年报等资料。文献的种类繁多，有的为第一手资料，即由曾经经历过某事件的人撰写；而有一些是第二手资料，即由那些没有经历过某事件，而是由通过访问和阅读第一手资料的人所撰写。虽然文献法所获得的资料为第二手资料，但它仍然是收集资料的一种重要途径。该法最大的优点是：花费时间少而获取的信息量大。其缺点是:①各地区资料的精确性和完整性不一样;②所得的资料非常有限,一般能得到的多是较容易获得的资料;③大部分统计资料是根据区域的不同而进行的统计,缺乏一定的代表性,在这种情况下要消除地区因素的影响。克服的方法是扩大查阅文献的范围和数量,认真做好资料的分析和整理。

收集资料的方法还有很多种,例如,社区讨论会法、电话调查、实地考察等。具体采用哪一种方法或哪几种方法需根据社区的类型、社区评估的目的等来选择。

(二)家庭评估

1.家庭评估的内容

(1)家庭类型:详见第六章。

(2)家庭结构:详见第六章。

(3)家庭功能:详见第六章。

2.家庭评估的方法

(1)家系图:详见第六章。

(2)家庭功能评估表:详见第六章。

(三)个人评估

1.个人评估的内容

(1)一般情况:包括护理对象的姓名、性别、年龄、民族、职业、婚姻状况等。

(2)家庭情况:包括护理对象主要家庭成员的情况、家族病史及家庭环境等。

(3)健康状况:包括护理对象的现病史、既往病史及心理状况等。

2.个人评估的方法

(1)交谈:社区护士可通过与护理对象交谈,了解与其健康相关的各种信息。

(2)观察:社区护士可通过视、听、嗅、触感觉获取与护理对象健康相关的信息。

(3)护理体检:社区护士可通过测量或检查护理对象的身高、体重、生命体征、意识、瞳孔、皮肤、口腔黏膜、四肢活动度、营养状况及心、肺、肝、肾等主要阳性体征,以了解其健康状况。

表 2-2 居民健康评估表

第一部分:人口学资料

1.1 姓名__________ 性别__________ 出生年月__________ 出生地__________

1.2 文化程度

(1)文盲半文盲 (2)小学 (3)初中 (4)高中或中专 (5)大专及大专以上 (6)不详

1.3 民族

(1)汉族 (2)其他 (3)不详

1.4 职业(具体到工种):

1.4a 目前职业__________

1.4b 从事时间最长的职业__________

1.5 籍 贯:__________省(直辖市、自治区)__________市(县)

1.6 最长居住地:______省(直辖市、自治区)__________市(县)

1.7 目前婚姻状况

(1)未婚 (2)已婚 (3)丧偶 (4)离异 (5)不详

1.8 户口类别

(1)常住户口　(2)蓝印户口　(3)临时户口　(4)不详

第二部分:健康状况

2.1 你过去曾经患过哪些疾病？最近两周你患过哪些疾病？

(1)是(请填写下表)　(2)否　(3)不详

疾病名称	起止年月	就诊医院

既往史：

最近两周患病情况：

(1)村卫生室或工厂保健站　(2)一级医院　(3)二级医院　(4)三级医院　(5)个体诊所　(6)未就诊　(7)不详

2.2 你目前身体有哪些不适症状？

①是(请填写下表)　②否　③不详

症状名称	开始年月	症状名称	开始年月

2.3 有无残疾：

(1)无残　(2)听力残　(3)言语残　(4)肢体残　(5)智力残　(6)眼残　(7)精神残

是否领证 (1)是　(2)否

残疾证号__________

2.4 你的直系亲属(兄弟姐妹、父母、祖父母和外祖父母)中是否有人患过下列疾病或症状？

2.4a(外)祖父母辈__________ 其他__________

2.4b 父母辈__________ 其他__________

2.4c 同辈__________ 其他__________

(1)高血压　(2)高血脂　(3)冠心病　(4)卒中　(5)乳腺癌　(6)肺癌　(7)肝癌　(8)胃癌　(9)食道癌　(10)卵巢癌　(11)结肠癌　(12)直肠癌　(13)糖尿病　(14)血友病　(15)精神病　(16)肥胖　(17)癫痫　(18)高度近视　(19)哮喘　(20)不详

2.5 计划外免疫

(1)乙肝疫苗 (2)甲肝疫苗 (3)流感疫苗 (4)肺炎球菌疫苗 (5)狂犬疫苗 (6)百白破 (7)麻疹 (8)脊髓灰质炎糖丸 (9)从未接种过 (10)不详

2.6 有无过敏史

(1)有(请列出具体过敏物质) (2)无 (3)不详

2.6a 药物 (1)青霉素 (2)磺胺 (3)其他__________

2.6b 食物__________

2.6c 其他__________

第三部分:体检

3.1 身高(单位 cm,取整数) __________

3.2 体重(单位 kg,取一位小数)__________

3.3 心率(次/分)__________

3.4 血压(单位 mmHg)__________

第四部分:行为危险因素

吸烟

4.1 你吸烟吗?

(1)不吸 (2)过去吸现在不吸 (3)现在吸

4.2 你平均每天吸多少支烟__________________

4.3 开始吸烟年龄_________________

4.4 你戒烟的年龄_________________

4.5 你日常生活和工作环境中经常有人抽烟吗? (1)是 (2)否 (3)不详

饮酒

4.6 你饮酒吗?

(1)不饮 (2)少于每月 1 次 (3)至少每月饮酒 1 次 (4)拒绝回答

4.7 你在一年中大约有______个月喝白酒或威士忌,每月饮酒______次,平均每次饮酒量______两

4.8 你在一年中大约有______个月喝葡萄酒或黄酒,每月饮酒______次,平均每次饮酒量______两

4.9 你在一年中大约有______个月喝啤酒,每月饮酒______次,平均每次饮酒量______瓶

饮食

4.10 你平均每周有几天吃以下食物

4.10a 含脂肪多的食物,如肥肉等

(1)5~7 天 (2)3~4 天 (3)1~2 天 (4)<1 天 (5)不详

4.10b 油炸或熏制的食物,如熏肉等

(1)5~7 天 (2)3~4 天 (3)1~2 天 (4)<1 天 (5)不详

4.10c 腌制的食品,如咸菜、酱菜、泡菜、咸肉、咸鱼等

(1)5~7 天 (2)3~4 天 (3)1~2 天 (4)<1 天 (5)不详

4.10d 甜食:如巧克力、甜点心、冰淇淋、奶糖等

(1)5~7 天 (2)3~4 天 (3)1~2 天 (4)<1 天 (5)不详

4.11 你平均每天吃多少新鲜蔬菜和水果

(1)100g 以下 (2)100~300g (3)300~500g (4)500g 以上

4.12 你家一斤盐一般能吃几天__________

4.13 你家每月一般用几斤油__________

4.14 你家每日吃饭的顿数__________

运动

4.15 工作、家务、交通等体力活动状况

4.15a 你每周有几天进行中等强度(微微出汗,呼吸稍有急促,稍感疲乏,休息后可消失)的工作或家务劳动,如骑自行车/快走/负重/上台阶/挖地/擦洗/打扫等?

(1)不劳动 (2)每周 1～3 天 (3)每周 4～5 天 (4)每周 5 天以上

4.15b 在你进行这些活动时,每天用多长时间________

4.16 体育锻炼状况

4.16a 你每周有几次参加中等强度(微微出汗,呼吸稍有急促,稍感疲乏,休息后可消失)的体育锻炼,如骑自行车/快走/跑步/跳舞/游泳/球类等?

(1)不锻炼 (2)每月 1～3 次 (3)每周 1～2 次 (4)每周 3～5 次 (5)每周 5 次以上

4.16b 在你参加上述体育锻炼时,每次持续多长时间? ________

精神因素

4.17 在日常生活中,你经常出现下列哪种情况?

(1)精神紧张 (2)情绪低落 (3)情绪不稳定 (4)焦虑 (5)失眠 (6)多疑 (7)忧虑 (8)失控 (9)易怒,易冲突 (10)以上情况全无

4.18 当你心情不好时,你是否找亲密的朋友或亲友倾诉?

(1)不倾诉 (2)没有人可倾诉 (3)有 1 个 (4)有 2 个 (5)3 个以上 (6)从无心情不好

4.19 你对目前的日常生活、工作和学习是否经常会感到有压力?

(1)轻松 (2)尚可 (3)有压力 (4)压力较大

第五部分:现有卫生资源利用

5.1 医疗费用支付形式

(1)公费 (2)自费 (3)医保 (4)商保 (5)社会救济 (6)合作医疗 (7)劳保 (8)半劳保 (9)学生医疗基金或保险

5.2 约定医院:1. ________ 2. ________ 3. ________

5.3 当你身体不适(如头痛发热、胃疼、腹泻、头晕等)时,你一般会采取什么措施?

(1)到医疗机构就诊 (2)自服药物 (3)不采取措施 (4)其他

5.4 你认为你需要哪类服务?

(1)健康指导 (2)上门诊疗服务 (3)建家庭病床 (4)康复指导 (5)定期体检 (6)其他 (7)都不需要

在收集资料过程中,要根据评估表中的项目,运用人际沟通的技巧,耐心细致地提问,了解个案的一般情况,并通过观察、测量和询问等方式,了解个案的生理、健康状况、行为、活动等情况,从而评估个案的全面情况,为护理诊断提供依据。

三、社区评估的途径

评估社区有多种途径,采用哪种途径则取决于社区的类型和评估的目的。

(一)广泛需要评估途径

广泛需要评估途径是对社区的全面评估。社区护士运用系统化程序对整个社区的各个方面进行评估,来确定社区存在的和潜在的健康问题。这种途径是最传统也是最费时的一种。

(二)针对问题途径

社区护士就一个特定的主题或健康问题来对社区进行评估。例如,一些护士对艾滋病

(AIDS)问题特别感兴趣,她们就可以选择 AIDS 这一主题对社区进行调查,以确定该社区有无感染艾滋病毒的潜在危险。

(三)通用的途径

这种途径有助于社区护士针对有相似特征和可能有健康需要的特殊人群进行护理。例如,从人口统计资料上看,某一社区有相当一部分人是老年人,这些老年人应该被看作是社区的特殊人群,社区护士将集中评估这些老年人的健康需要。

四、资料的整理和分析

通过社区护理评估获得有关社区的资料后,社区护士还要对所获得的所有资料进行整理和分析,以便为后面的诊断、制订计划、护理干预、效果评价打下良好的基础。

资料的整理和分析也是评估的重要组成部分。通过各种方法收集所获得的资料,必须经过整理和分析才能归纳、分类,暴露社区存在的问题和护理需求,再根据护理的人力、物力、时间等可行性找出进行护理干预的措施。

资料的整理和分析应坚持的原则是:①去粗取精,去伪存真。在收集到的资料中,可能存在着各种影响资料准确性、完整性的混杂因素,这就需要通过对资料的整理分析去除混杂因素,找出本质问题。②立足于护理。确定的问题和诊断应是护理能够解决和干预的问题,并能运用护理程序制订护理计划。

第二节　社区护理诊断

一、社区护理诊断的目的和意义

护理诊断是护理程序的第二步,也是护理程序中最重要的一环。它科学系统地向社会大众描述了什么是护理专业所处理的问题以及所担负的责任。护理诊断是对于个人、家庭或社区出现的现存的或潜在的健康问题的判断。它是护士选择护理措施的依据。

应用护理程序具有十分重要的意义:

(一)提供持续性护理

护士先建立家庭健康档案,进行护理评估,并在此基础上确定某(些)成员的健康问题,形成护理计划,进行护理干预。其他护理人员根据记录,可清楚地了解某成员存在的问题,应执行的护理措施及预期结果,使某成员能接受持续性的护理。

(二)提供个别性护理

经过对家庭成员收集较全面的资料,进行分析、整理,确立健康问题后,针对其个别问题,拟定出具体的护理计划,运用可利用的资源协助解决问题,为其提供个别性的护理。

(三)以护理对象为中心

社区护理服务的目标是期望护理对象能尽早恢复健康或改善健康状态,让护理对象参与护理计划的制订,学习自我护理的技能。

(四)保证护理质量

运用护理程序,可以及时确立护理对象的健康问题,并根据问题的严重程度和急迫程度按顺序解决。通过对目标实现情况的评价，来确定措施是否继续实施，及时修订护理计划，避免出现偏差，确保护理质量。

（五）提高工作成就感

护理程序是系统地、遵循一定步骤、有计划地实施护理的活动，通过为护理对象提供整体和持续性的护理，使护理人员清楚地看到自己工作的成效。

二、社区护理诊断的工作原则

1. 确定护理诊断应贯彻整体护理的观念，从生理、心理、社会等方面对病人做出全面的诊断。

2. 护理诊断是通过实施护理措施后能够解决的问题，护士应明确护理诊断与医疗诊断以及与医疗合作性问题的关系。

3. 护理诊断应描述护理对象的反应，避免把医疗诊断、预期结果、护理措施、检查、治疗的名称作为护理诊断而导致护理诊断的不正确。

4. 护理诊断应有利于护理措施的制定，相同的诊断名称，可以因相关因素不同而采取不同的护理措施。

5. 护理诊断必须以评估资料为依据，所列诊断要明确、简单、易懂。

三、社区护理诊断的内容

护理诊断要反映出人感受到的健康问题和健康状况。当人没有什么健康问题时，护士也可以写出积极的护理诊断。诊断中包括人的健康状态和其他有关因素。

1. 叙述和确定人的情况　医院护士常着重于人的健康消极的一面，而社区护士除了要照顾一些老年人或病人外，还要看到如何预防疾病与促进健康。如医院的护理诊断常有“照顾者角色困难”或“父母不称职”，而社区的护理诊断除此之外还包括“照顾者进入角色”或“父母称职”等积极方面的诊断。

2. 找出相关的原因　除叙述问题外，还要找到造成该问题的原因，例如，护理诊断：“儿童有潜在性的缺少照顾，与母亲有间隙性的忧郁有关”，在此诊断中，母亲患有间隙性的忧郁是引起儿童缺乏照顾的原因。

（一）护理诊断的分类

北美护理诊断协会将护理诊断分为4类：现存的、高危的、健康性的及医护合作处理的问题。

1. 现存的护理诊断　指护理对象正经历着的问题，如：体液不足、儿童缺乏照顾。

2. 高危的护理诊断　指尚未发生、但有危险因素存在，如不采取预防措施就一定会发生的问题，如：长期卧床病人有“皮肤完整性受损的危险”。

3. 良好状态的护理诊断　指个人、家庭或社区需要从某一完好状态向更高状态过渡的健康反应，如：“母乳喂养有效”。

4. 医护合作性问题　是指服务对象存在的某一问题，护士不能独立解决，需要医生、护士共同合作才能解决，如：“潜在并发症：心排出量减少”。

(二)护理诊断的组成

1. 名称　即对服务对象健康现状的简洁描述。

2. 相关因素　即导致问题发生或影响问题发展的某种因素，包括生理、病理、治疗、环境、生长发育等方面的因素。如：诊断“儿童缺乏照顾——与其父母缺乏育婴知识有关”，表明了父母缺乏育婴知识是造成儿童缺乏照顾的原因。

3. 诊断依据　又称为限定因素，即出现在服务对象身上的某种现象或反应的症状和(或)体征。依据来源于收集到的主、客观资料，又分为主要依据和次要依据。

(1)主要依据：指证实护理诊断成立的现象、服务对象的症状和(或)体征。

(2)次要依据：指可能出现的现象、症状和(或)体征。

(三)护理诊断的陈述

护理诊断基本的书写格式为两部分陈述：问题＋原因，除此之外还有一部分和三部分陈述法，即 PES、PE、SE、P 方式陈述法。

P(problem) 即健康问题，是对服务对象健康状况或健康问题的简洁描述。

S(symptom/sign) 即症状或体征。

E(etiology) 即原因，是与健康问题有关的生理、心理、社会、环境等因素。

1. 一部分陈述法(P)　例如：自我认同紊乱、防卫性应对。这些诊断名称本身就对护理干预进行了提示，因此，不必要再去罗列原因。当有些护理诊断的原因难以确定或其原因不能提示护理干预时，原因部分亦可不予描述。例如，反射性尿失禁其原因为神经受损，然而神经受损并不能提示任何针对性的护理干预。

2. 两部分陈述法 (PE、SE)　两部分护理诊断陈述用于现存的、高危的和可能的护理诊断。问题或症状(或体征)为诊断的第一部分，原因为诊断的第二部分。两个部分之间常用“与……有关”进行联结。

(1) PE：

问题 ＋ 原因

例如：有皮肤完整性受损的危险——与骨盆骨折不能翻身有关

(2)SE

症状 ＋ 原因

例如：褥疮——与局部皮肤长期受压有关

体征 ＋ 原因

例如：体温过高——与胆道感染有关

3. 三部分陈述法(PES)　三部分护理诊断陈述用于现存的护理诊断。问题为陈述的第一部分，原因为陈述的第二部分，诊断依据即症状和体征为陈述的第三部分。常用这三部分英文首个字母 P、E 和 S 来代表这三部分，被称为 PES 公式。

例如：口腔黏膜改变(P)——与化疗后机体抵抗力降低有关(E)，其表现为：口腔溃疡(S)。

护理诊断的陈述中应注意：护理诊断的陈述要清楚、简洁；每一项护理诊断只针对一个问题；护理诊断应能起到提示目标、引导措施的作用。

除参考“北美护理诊断协会”已公布的 128 项护理诊断外，还应根据个体健康状况、家庭、群体、社区的具体情况提出有针对性的护理诊断。

四、社区护理诊断的程序和方法

护理诊断的过程实质上是一个判断性思维过程，即分析资料→综合资料→归纳和演绎推理→最后作出决定。对于一个有经验的社区护士来说，这一过程是在脑中自动完成的，而对于一个新护士却需要了解其具体步骤，才能写出护理诊断。诊断过程包括三个步骤：分析资料，分析问题，形成诊断。

（一）分析资料

1. 资料的分类　社区护士收集服务对象的资料后，应根据资料的具体内容进行分类整理。目前的分类方法很多，可按身体、心理或社会等方面来分类，可按马斯洛的基本需要层次论来分类，或按高登的功能性健康形态分类，还可以从流行病学方面分类（如 Denver 流行病学模式）。

2. 资料的解释　通过对资料的分类整理，做出进一步的解释，即将取得的资料与已知的标准进行比较，得出有关服务对象现况的结论。例如，通过分类整理一个儿童所有的资料后，社区护士可能发现这个儿童在家庭中得到了很好的照顾，她可以得出结论："双亲有较好的照顾子女的技能。"那么，护理干预即为继续肯定双亲的能力，并支持和鼓励父母亲的现有行为。

3. 假设诊断　假设诊断是通过对现有资料进行分类整理、解释后，对其可能的发展趋势极其相关因素进行推断。例如，一个儿童出现上肢骨折，护士发现其父母有经济困难而又缺乏情感和社会方面的支持，护士则可提出"孩子缺乏照顾"的诊断假设。

4. 核实　即用进一步收集到的资料对假设诊断进行检验，从而确定或否定已有的假设。如上例，护士可进一步观察此父母与儿童之间的关系是否亲密，并询问家长儿童发生骨折时的详细情况，并对其生活环境及周围人群进行调查，确认"孩子缺乏照顾"这一假设诊断能否成立。如果许多资料都反映此父母平时对儿童缺乏应有的关心与照顾，则上述假设的诊断可以落实；反之，若资料与假设诊断不相符，应重新收集资料，重新确认问题。

（二）分析问题

在分析资料、初步确定问题后，社区护士应首先让病人确认其自身的健康问题，然后做出以下判断：哪些问题是需要解决的，问题是属于护理诊断的范畴还是医疗诊断的范畴，或是需协同处理的问题。

如果问题得到病人的确认并且能通过护理措施解决，接下来就要确定问题的原因所在。任何能引起问题或使潜在问题得以发展的因素都可考虑为问题的原因，如生理、心理、社会文化、精神或环境因素等。如前所述，同一种问题可能由不同的原因所致，所采取的护理措施也不一样。因此，在确定问题的原因时，护士应尽可能做到准确无误，多考虑能用护理方法消除的原因。

（三）形成诊断

在分析资料和确定问题后，护士就要对问题进行描述，即写出护理诊断。

护理诊断基本的书写格式为两部分陈述：问题＋原因。除此之外，还有一部分和三部分陈述法。

五、社区护理诊断的衡量标准

1. 此诊断能反映出社区中的人、家庭、社区目前的健康状况。
2. 与社区内服务对象健康需求有关的各种因素均应考虑在内。
3. 每个诊断合乎逻辑且确切。
4. 诊断必须以现在取得的各项资料为依据。

第三节　社区护理计划的制订、实施、记录与评价

一、制订社区护理计划

护理程序的第三个步骤是针对护理诊断制订护理计划，为提供持续护理、预防或减轻服务对象健康问题而制订护理对策或措施的过程。其目的是确保社区护理工作的效率和质量。

（一）制订社区护理计划的依据

制订社区护理计划的依据包括社区人群的健康需求和期望，社区健康服务的宗旨和目标，社区可能提供的资源，护理实践的服务范围和标准，社区人群的合作、理解和参与。

（二）制订社区护理计划的步骤

1. 排列社区健康需要的顺序　在确认护理诊断后，护士可能会发现有多个健康问题需要处理和解决，但在时间、人力、物力等因素的限制下，必须按其重要性和紧迫性排出主次，应把影响社区成员生命最严重的问题排在首位，以便及时制订出护理计划并付诸实施。在决定社区健康问题顺序时，常利用默克(Muecke，1984 年)提出的 8 个准则：

(1)问题对社区居民影响的程度：社区护士可通过以下几个方面来判断健康问题对社区居民的影响程度：①影响人数愈多，愈需优先处理；②致死率愈高，愈需优先处理；③遗留残障的比例愈高，愈需优先处理；④经济损失愈大，愈需优先处理。

(2)社区对问题的了解程度：只有社区居民对社区存在的问题有充分的认识和认同，才能产生动机来共同解决问题。

(3)社区对解决问题的动机：当社区居民期待想解决所存在的问题时，护士在制定和执行社区健康护理计划与政策时就比较容易得到居民的支持和配合。

(4)解决问题可利用的资源：社区的健康问题通常涉及的面广且较为复杂，社区护士在考虑如何解决这些问题的同时，还需考虑社区是否存在有解决这些问题的资源。若无适当的资源提供，即使有社区的支持也是徒劳。

(5)预防的效果：当问题是可以防患于未然时愈需优先处理。从经济效益来看，防患于未然比事后的补救要来得有效。这就是为什么在社区中宣传预防慢性病的发生比筹办疗养院更重要的原因。

(6)护士解决社区问题的能力：为了解决问题且获得社区的信任，护理人员应先从其专长的方面着手。

(7)健康政策与目标:当社区的健康需要能与政府及机构的健康政策与目标一致时,便容易获得相辅相成的效果。符合政府政策改变的要求,社区护理人员就容易获得经费、人力、物力等方面的支持来解决社区中所存在的问题。

(8)解决问题的迅速性与其持续的效果:社区的特性不同,工作开展的情况也不同。对于较被动的社区,社区护士可以先解决一些比较容易解决的问题,采取快速且持续的解决问题的方法,以提高社区领导和社区居民的信心。

健康问题的主次顺序并非一成不变,会随着服务对象的健康问题出现及治疗而变化,当主要健康问题解决后,原来的次要问题可能就转变为主要问题。

表 2-3　默克的社区问题优先顺序决定准则

护理诊断	社区对问题的了解	社区动机	问题的严重性	可利用资源	预防效果	护士能力	政策	迅速性持续性	总和
慢性病发病率									
不适当医疗行为									
预防性行为缺乏									
子宫颈癌筛检									

(引自卫生部科技教育司编,社区护士岗位培训教材)

以上每项给分可采用 0～4 分或 1～10 分标准,综合分数越高,越是急需解决的问题。

2. 确定目标人口　目标人口是指希望健康状况或健康行为改变达到计划或相互作用的预期结果所确定的组或群体。目标人口随着被评估对象的不同而不同。它可以是一个人、一个家庭,也可以是整个社区人群。

3. 确定护理计划实行小组　护理计划实行小组包括下列人员:(1) 丧失健康需接受护理的人;(2) 能为计划提供支持基础的社区的每一部分人,也就是关心社区健康问题的人;(3)落实计划措施者;(4)那些最能为计划提供资源者。

4. 制定护理目标　护士一旦明确存在于社区的问题,就需制定相应的护理目标。预期目标是通过各种护理活动后护士期望服务达到的结果,它可以是功能的改进、行为的改变、知识的增加、情感的稳定。

制定目标时要考虑达到目标的可能的方法和达到目标的可行的时间分布。在制定目标时必须注意以下几方面的问题。

(1)目标陈述要清楚、具体、有时间性、可测量。如要求一位脑出血后康复期的病人"在一周内能学会几种简单的功能锻炼方法"。

(2)目标要切合实际,要与服务对象的实际能力相符。

(3)目标要尽可能让服务对象认为重要和有价值,这样可以调动和激发服务对象的主观能动性。

(4)尽可能提出其他工作人员认可的目标。

(5)一个目标只针对一个护理诊断,但一个护理诊断可制定多个目标。

(6)目标的主语是服务对象或服务对象的某一部分或与服务对象有关的因素,谓语是主语将要完成的行动。

5.确定解决问题的办法　在确定解决问题办法时，计划小组应该周密思考，找出解决问题的可行性办法，并要检验各种解决问题的办法的好的方面和不足的方面。一些方法或策略适合一个社区而不适宜于另一个社区，并有多种因素如自然因素、心理因素、社会因素、文化经济和政治因素影响方法或策略的适合程度。

6.明确资源　社区护士必须明确社区内外有助于解决问题的各类资源，包括人类和非人类的资源。人类资源是能够提供的人力和经验；非人类资源包括经费、仪器设备和物质供应。提前了解资源情况，可以避免计划开始后因资源缺乏而影响计划的完成。

7.选择最佳干预策略　社区护士应该为社区人群在合适的时间和环境资源内选择解决问题的最佳干预策略。

8.制定护理措施　确定目标及目标人群后，社区护士要与服务对象及其他保健人员一起协商，选择可行的护理措施。

(1)选择护理措施的标准：①对服务对象是安全的；②应用现有资源是可行的；③与服务对象的价值观、信仰相符合；④与其他医务人员的工作一致；⑤与服务对象的年龄相适应；⑥以护理知识、经验或相关学科知识为基础。

(2)制定护理措施的步骤：①确定计划中护理的特殊目标人口；②指出不同时期被服务的人数；③按逻辑排列措施的顺序，并指出这些措施分别在什么时间、由谁来完成；④确定所需人员，了解并培训这些人员，使她们掌握实施计划所需的知识；⑤确定场地、仪器设备、健康教育宣传资料和随时所需的物质供应；⑥做出预算，包括收入来源以及人员、设备、物质供应、宣传费用、场地费和管理费用；⑦进一步确定整个计划的管理机构，包括督导人员、管理预算的财务人员，监督按预定的顺序执行计划和产生有影响的评价机构；⑧设立联络机构，并让这些机构的人员参与计划的监督和决策。

在计划开始之前，花些时间订出一个详细的工作计划，可以节省时间，并使计划实施得更顺利。一项好的完整的计划应该包括以下几个方面：①要采取什么行动；②怎样落实这些行动；③需要什么资源；④谁负责落实每一行动；⑤每一行动进行的时间；⑥完成行动需要花费的时间；⑦这些行动在何处发生。

9.评价护理计划　评价护理计划可以从以下7个方面进行：①评估是否全面、准确；②社区评估资料是否客观有效；③计划是否包括了社区；④有无足够的资源；⑤有无完善的全盘协调小组成员的计划；⑥管理是否得当；⑦交流是否广泛。

这里强调计划评价必须被视为计划程序中必不可少的一个步骤，目的是使系统化的计划评价成为一个实实在在的步骤，而不是仅仅成为程序之后的一个添加物。

二、实施社区护理计划

实施护理计划是执行护理程序的第四个步骤，是针对目标而采取的行动。在进行社区护理时，实施护理计划不仅仅是一项护理行为，更重要的是可以使完成各个措施的不同成员协调工作。在计划实施阶段，社区护士应将社区服务对象作为朋友，使社区服务对象主动地接受护理措施。

社区护理计划的实施有很多策略，包括单个行动，分阶段行动，与人合作和联网行动，联合组织行动。

（一）实施社区健康干预的措施

1. 社区调查或筛查　开展社区人群健康状况调查，可以找出社区人群在健康和卫生服务方面存在的问题，指出危险因素和早期征象。早期发现和诊断健康问题，可分别针对个人和人群制订干预计划。针对个人的干预计划可采用周期性健康检查表，即根据个人的年龄、职业、既往健康史、目前的健康危险因素等情况制定一个长期的个人预防保健计划。针对人群的干预计划往往是指建立一个社区卫生服务项目，必要时要动用行政干预的力量，而且，还应充分发挥病人及家庭的主观能动性，激励他们积极参与，而护理人员往往充当组织者、帮助者、教育者、支持者和咨询者的角色。

2. 建立社区居民健康档案　社区居民健康档案是记录有关社区居民健康资料的系统文件，包括病史记录、健康检查记录、保健卡以及个人和家庭的一般情况记录等。建立科学、完整、系统的居民健康档案，能为制定诊断、治疗、预防保健、健康教育等计划等提供依据，为开展社区护理服务奠定基础。

3. 社区动员　社区护理干预实质上是以社区为基础对疾病进行干预，因此，获得护理干预期望结果的必要条件是社区的积极参与。如果没有人群的广泛参与，很难使全社区的面貌发生改变。社区的积极参与可以弥补卫生资源的不足，可以使维护社区健康的活动在有关部门政策、制度或其他行政干预的推动下成为全社区参与的群众性运动。社区护士有责任帮助社区居民参与健康计划的制订和对健康干预负起责任。

社区健康计划的制订是卫生部门与社区合作的过程，强调合作性是很重要的。社区干预除卫生部门参与外，还需得到领导以及社会各个方面的重视和支持，特别是针对影响社区人群健康的主要问题采取相应的干预措施时，还需要依靠政府的组织发动、部门间的密切配合，才能保证干预措施的落实并富有成效。

在主张对全社区人群进行动员和干预的同时，还应考虑到社区中的重点人群或高危人群。社区中的特殊高危人群，如孕妇、儿童、老人、残疾人，他们的健康易受外界因素影响。这些特殊人群的健康需求也必须作为所有社区健康计划的一部分。

4. 社区健康教育计划　社区健康教育是以社区为基本单位，以社区人群为教育对象，以促进居民健康为目标，有计划、有组织、有评价的健康教育活动。通过在社区开展不同人群的综合性健康教育，使社区健康人群、高危人群及患病人群树立健康意识，关心自己、家庭及社区的健康问题，自觉地改变个体的非健康行为及不良的生活方式，从而有效地降低社区的发病率、残障率和死亡率，提高人民的生活质量。社区护理人员可根据社区居民的特点，采取灵活多样的形式、丰富多彩的内容、形象生动的事例来进行宣传教育，提高社区居民的健康意识，为预防疾病、促进健康、减少疾病或伤残的影响提供信息。

5. 设置健康服务机构　如果在干预中只进行知识教育是远远不够的，还需要在社区设置健康服务机构，调整服务方向，提供全方位的服务。如设置学校保健所、家庭护理站、老年护理中心等。

6. 针对影响健康的主要问题进行多因素的重点干预　根据调查分析，虽然影响社区居民健康的因素是多元的，但严重危害社区居民健康的主要是一些慢性疾病，如心脏病、脑血管病、恶性肿瘤等。因此，对易患这些慢性疾病的高危人群要进行多因素的重点干预，有针对性地制订详细的干预计划，落实具体的干预措施。如对高血压病人实施戒烟、戒酒、控制食盐摄入量、加强体育锻炼等，同时还可以成立高血压病人俱乐部，定期举办高血压病人聚会，由医护人员进行有关高血压知识的讲座。病人之间也可以相互交流经验、相互帮助，一起阅读有关资料，最终把有问题的人转变成解决问题的人。

7.增加社区自助能力　社区护士要努力提高社区成员解决问题的技能，加强沟通和协作解决问题。

（二）社区护士在计划实施过程中的注意事项

1.掌握必要的知识和技能　社区护士具有一定的知识与技能是社区护理计划顺利实施的保证。例如，社区护士在指导一些已婚妇女避孕时，除掌握有关知识与避孕工具的正确使用方法外，还要有良好的人际关系和交流能力，使得她们易于接受。

2.分工或授权给他人执行　社区卫生要靠大家共同完成，在执行计划时必然有一部分工作要分配给他人完成。如对有些病人的生活照顾可以指导家庭成员或保姆完成，对家属的授权要根据家属的文化层次及对病人关心的程度而定。

3.了解计划执行中的障碍和争取他人的支持　在执行计划过程中有时还会出现一些障碍，比如某社区保健中心的高血压病人的定期检查和健康教育活动，由于气候的变化，一部分行走不便的老人未能参加，此时社区护士则需要调查未能参加的人数，再安排一次集中检查，或分配给各地段护士到各个家庭中完成。在社区执行健康计划时，社区护士常常需要争取有关人员的支持和各部门的相互配合，如在做某些工作时，护士要与本社区居委会及民警、消防队等主动联系，争取他们的支持配合。

4.提供良好的实施环境　在计划实施健康计划过程中，社区护士要考虑为服务对象提供一个安全、舒适的环境，如地点、设备、人员、时间、室温等。

5.记录　对完成的各项护理工作要及时准确地记录，并记录护理效果及病人的情况，以便进行评估时参考。

三、社区护理干预记录

社区护理干预是针对社区内共同危险因素和不同目标人群所采取的一系列有计划、有组织的健康促进活动，能够创造有利于健康的环境，改变人们的不良行为和生活方式，控制危险因素，预防疾病，促进健康，提高生活质量。其特点是：干预是有计划、有组织进行的一系列活动；干预的目的不仅限于预防疾病，而且要促进健康。

社区护理干预记录能反映社区病人的患病情况及护理过程，是社区护理的原始文字记录，是进行业务交流和工作评价以及教学科研的重要资料。记录的方式可以是以问题为中心的记录，即按问题→措施→结果记录，也可以服务对象的情况为中心做记录，即按服务对象的情况进展加以描述。

（一）社区护理干预记录的项目及内容

1.护理诊断项目表　主要内容有护理诊断、预期目标和效果评价。此表是根据所收集的资料及整个社区护理过程中的病情变化所填写的，能动态地反映病人的病情变化、健康问题出现的日期以及解决问题的日期（见表2-4）。

表 2-4 护理诊断项目表

姓名＿＿＿＿＿＿　　家庭地址＿＿＿＿＿＿　　编号：□□□□□

护理诊断	发生日期	预期结果	记录日期	护士签名	评价		
					日期时间	问题解决情况	护士签名

2. 社区护理记录表　社区护理记录表能详细具体地记录护理人员运用护理程序的工作方法，根据病人的健康问题(P)制定护理措施(I)，根据病人的问题是否解决、解决的情况是否达到预期结果来进行评价(O)

表 2-5 社区护理记录表

姓名＿＿＿＿＿＿　　家庭地址＿＿＿＿＿＿　　编号：□□□□□

日期/时间	护理记录(PIO)	护士签名

3. 家庭访视记录单　此单只作为个案管理过程的资料之一，以便让不同的社区护理人员对某一病人进行连续的整体护理，它也是一种交班记录。通过访视记录单可让其他访视者了解每次护理项目及经过情况，分析病情的动态变化，以便于评价护理效果。家庭访视记录单要填写护理服务项目，护理过程，个案主要症状、体征以及下次访视时应注意的问题和所需物品(详见第六章)。

(二)社区护理记录的书写要求

社区护理记录应遵循客观、真实、准确、及时、完整及合法等原则。

字体规范、端正，记录整洁、不涂改与剪贴，应用能长时间保存的碳素墨水或蓝黑墨水笔书写。眉栏、页码填写完整、记录者签全名。应根据病人的现状、提供最新、最完整、最少重复的资料。记录内容要求文字清晰简练、重点突出，通顺易懂，医用术语应用确切，句子无歧义。

四、社区护理效果评价

评价是护理程序的最后一步，是总结经验、吸取教训、改进工作的系统化措施。社区护理的效果评价是护士对计划项目设施活动所达到的目标和指标的总评价，也是护理计划项目最终结果的评价。作为社区护理人员，在评估完社区需要、执行护理活动后，需要评价护理计划是否达到预期目标？目标实现的程度？哪些部分未完成？是否需要再重新拟定计划及护理活动？是否产生了预期以外的结果？评价这一步骤，是一项有目的的、有组织的活动，是护理程序中非常重要的一步。其基本要求是：

1. 护理活动尽量用可测量的词汇记录　具体数量描述可使护理活动具有可衡量性，提高评价效果和准确性。如通过护理干预,降低新生儿死亡率的描述较含糊,可测量性差。而使新生儿死亡率降低5%的描述就具有可测量性,便于衡量和评价。

2.规定达到护理目标的具体时间期限　为了提高护理工作效率,无论是长期计划还是短期计划,都应规定完成计划或达到目标的具体时间,以便于在计划的过程和结果评价时对照检查。

3.确定测量护理活动结果的科学方法　认真选择测量护理活动及效率的工具和方法,对保证评价工作有效进行及评价结果真实可靠是十分重要的。

4.护理活动目标明确　护理目标是护理结果评价的依据,可避免评价工作的盲目性。明确具体的目标,不但可作为护理活动的行为指南,而且可提高评价效率。如使新生儿死亡率减低5%的目标就明确具体,便于指导护理实践和护理活动评价。

(一)社区护理干预效果评价

社区护理干预效果评价是对整个干预计划的效果进行评估,并提出改进意见。评价干预进度和成效是整个干预计划的一个重要组成部分,包括过程和结果评价。过程评价贯穿于项目的每一个阶段之中,通过监测和评价各阶段活动的进展情况、干预活动的效果,进行信息反馈。这对及时了解项目实施的进展、调整不符合实际的计划、保证综合防治的成功是非常重要的。效果评价是指针对护理活动的近期和远期效果进行评价。近期效果评价的目的是确定项目实施后对中期目标的作用,即项目执行后的直接效果;远期效果评价的目的是评价项目实施后对最终目的或结果的作用,即项目执行的长期效果,如通过护理干预,某学校的学生近视眼发病率是否下降,下降幅度是多少等。对社区健康项目来说,主要强调过程评价和近期效果评价。

1.评价目的

(1)明确护理活动的效果及服务对象是否朝向预期目标进展。

(2)检查护理活动是否恰当、合适。

(3)了解问题是否解决。

2.评价内容　在选择评价手段和方法之前,评价人必须明确评价资料的用途和评价目的。通常,评价重点集中于以下方面:

(1)健康目标的进展:社区护士要评价护理活动和护理措施是否朝着预定健康目标方向发展,以及发展的速度。对偏离目标的护理活动要及时进行原因分析,针对性地修改护理计划,采取纠正措施。

(2)护理活动效率:主要评价护理活动投入的人力、物力、财力、时间与活动效果的比率。总的原则是用最经济的途径获得最好的效果、最大的收获。

(3)护理活动的有效性:评价采取的护理干预是否取得促进健康、维持健康、预防疾病的实际效果。

(4)护理活动的影响性(时间、范围):评价护理活动为社区人群健康带来的社会效益,以及护理干预对人群健康影响的持久性和范围的广泛性。

(5)经济效益分析评价:效益是指护理活动实施所投入或消耗与所获得的比较。效益评价又具体分为宏观与微观评价、综合与单独评价。宏观评价是从社会的角度研究护理活动投资在较长时间内所得的社会效益,从而正确评价其在卫生保健事业中的地位和作用,促进健康保健事业的发展。微观评价是对某个单位或某项具体护理措施的经济效果进行评价。综合评价是对护理活动的总投资和总效益进行比较分析，并得出结论。通常根据一定的指标进行评价。单项评价是对某项具体措施的效益进行个别评价。社区护士可对具体护理措施的社会和经济效益进行个别研究，逐步接近综合评价。

3.评价的程序

(1)计划评价活动：重温预期目标，明确评价的预算，分析评价问题与目标的关系，确定评价者及对评价活动做出时间规划。

(2)收集评价资料：确定收集资料的途径，即采用观察、访谈等调查方法，收集与目标有关的详细资料。

(3)分析资料，得出结果：将与目标有关的资料进行比较，得出相应的评价结果。分：①目标完全实现；②目标部分实现；③目标未实现。

对目标完全实现的，即停止采取措施；对目标部分实现或未实现的，健康问题仍然存在的，应重审基础资料、护理诊断、护理目标、护理措施，找出原因，对不适当的诊断目标加以修改，对原来可能存在的问题，能排除的则予以排除。

(4)评价报告及结论：运用以上方法和手段，我们可以对社区护理的效果做出全面的评价，同时又对服务对象改变后的健康状况做出重新评估，为制订下一步的社区护理计划提供信息资源，最后决定是继续实施计划，还是修改或停止。

4.评价的方法

(1)比较法：比较护理计划实施前后社区健康状况的差异。

(2)时间趋势预测法：即将计划前社区健康指标的预测值与计划实施后的实际值相对比，找出差异，并做出分析。此法较适合用在评价过程中长期变化趋势的指标，例如婴儿死亡率、孕产妇死亡率及主要疾病病死率等。

(3)实施护理计划的社区与未实施计划的社区进行比较，其差异可以说明社区护理计划实施的效果。

(4)对照实验法：此法适用范围较广泛，不仅可在两社区、两组人群之间进行比较，也可用于社区某些疾病防治等医学项目比较。

(5)将护理计划目标的有关指标与计划实施后取得的工作成绩进行比较。

(6)卫生经济评价方法：将计划实施所消耗的成本与计划实施后获得的结果进行研究分析，决定其经济效益和社会效益。常用的有成本效果分析法和成本效益分析法。

(二)社区护理质量评价

质量控制是护理工作的监测和评价，是社区标准化管理的关键。护理质量控制是指经有组织的活动和程序来连接质量与控制。目前社区护理仍沿用了基层医院护理部、社区站二级质量管理。其管理的方法、标准、角度与以前不同，要求管理者必须在全面、系统地了解社区护理情况的前提下，转变管理方法。管理者通过评价护理对象的需要是否得到满足来考察护士的工作质量，目的是找出问题所在并给予纠正和改进工作，保证病人得到高质量的护理服务。

1.质量评价标准　评价标准是一个判断个体、小组或组织工作优劣的准则，是一个衡量和判断提供服务内容、范围、程度及价值的陈述。加强质量管理，进行质量控制，考核、比较服务效果的好坏等均有赖于卫生服务的质量评价。

社区护理质量的评价主要包括4个方面。

(1)护理条件评价:主要是指对社区护理服务的设施及社区护理人员的资格进行审核。

(2)护理过程的评价:主要是指对护理文书的书写质量和护理操作质量进行评价。

(3)护理干预效果评价(已在前面详述)。

(4)满意度评价:即了解病人对护理人员的工作态度和服务态度的满意程度。

护理质量评估是一项综合性的工作,评估依据的资料来自直接现场观察、社会调查资料等,但在评价时需考虑所获资料的有效率、可靠性、敏感性、特异性等问题。

2.质量考核评价方法

(1)审核文件记录:社区护理文件记录包括:家系图、主要健康问题记录、病情记录(病历和健康档案)、预防记录、家庭护理协议书(如家庭输液治疗协议书)及护理工作记录等。

(2)直接观察法:评价者到现场进行观察,获得资料后与目标比较(如现场检查实物或观察护理技能找出有关基础护理质量的信息,可通过观测护士操作过程获得护理质量或护士行为的信息)。

(3)调查法:病人满意是显示以病人为中心的社区护理服务的社会效益的首要质量指标。一般采用问卷调查。将问卷发给居民、居委会和街道干部等,通过对他们提出相关的问题使管理者获得反馈信息。对反馈信息中群众不满意的问题,可现场做一些必要的解释,说明补救方法,以提高群众满意度。在日常的护理服务中也要注意运用此方法。

【附一】社区居民满意度调查表

1.社区护理服务是否方便、及时、周到、有效?

①方便　②一般　③不方便

2.护理人员的态度如何?

①亲切,温和　②冷淡　③生硬

3.当你需要帮助时,护士能否满足你的需要?

①能　②不能

4.护士经常给你们进行健康教育、介绍保健知识吗?

①随时介绍　②有时介绍　③不介绍

5.在输液时,护士给你介绍输液注意事项吗?

①介绍　②有时介绍　③不介绍

6.护士对您提出的问题是否能给予及时、正确的答复?

①能　②不能

7.你认为护士操作技术是否熟练?

①熟练　②一般　③不熟练

8.你认为所接受的卫生服务的费用是否合理?

①合理　②过高　③过低

9.你对护士的工作感到满意放心吗?

①满意放心　②较满意　③不满意

10.你对我们的护理服务有哪些意见和建议?

【附二】 居民健康档案样本

居民家庭健康档案一

户主姓名＿＿＿＿＿　电话号码＿＿＿＿＿

家庭人口数＿＿＿＿＿　就业人数＿＿＿＿＿　经济状况＿＿＿＿＿元/年

住址：＿＿＿省(区)＿＿＿市＿＿＿区(县)＿＿＿街道(乡/镇)　＿＿＿居委会　＿＿＿弄(路/巷)＿＿＿号＿＿＿栋＿＿＿门/单元＿＿＿室

建档医生＿＿＿＿＿　建档日期＿＿＿＿＿

家　庭　成　员

姓名	档案号	性别	出生日期	血型	职业（工种）	与户主关系	宗教信仰	疾病史									
								高血压	糖尿病	冠心病	脑卒中	过敏性疾病	结核病	精神疾病	先天畸形	恶性肿瘤	其他

家系图(见第六章图 6-4)

家庭发展阶段

新婚阶段	第一个孩子出生(0～30个月)	有学龄前儿童(31个月至6岁)	有学龄儿童（6～13岁）	有青少年（13～20岁）	孩子离家创业	空巢期	退休
时间							

家庭卫生保健记录

(1)居住条件

①房屋结构：平房，独院，杂院：共＿＿＿户；楼房：楼高＿＿＿层；居住＿＿＿层；电梯：有、无

②住房条件：现有房间＿＿间，面积(包括门厅)＿＿＿m^2，其中朝阳间数＿＿间，面积＿＿m^2

③使用设施：厨房在居室内＿＿＿m^2，在室外＿＿＿m^2；庭院：无、有(公用、私用)

④冬季取暖设备：暖气、空调、煤炉、其他＿＿＿

⑤夏季降温设备：空调、电扇、其他＿＿＿

(2)卫生设施

①饮用水：自来水(室内、室外、自用、公用)、河水、沟水、湖水、塘水、井水(深、浅)

②炊火方式：煤炉、罐装液化气、管道煤制气、天然气、烧柴、其他＿＿＿

③垃圾倾倒方式：暴露垃圾站池、垃圾桶、楼房密闭垃圾道、其他＿＿＿

④污水排泄及厕所设施：下水道(明、暗)，泼洒；厕所：室内、院内(自用、公用)

(3)家庭卫生状况

①家庭卫生:整洁、一般、较差;有鼠害、蟑螂、苍蝇

②饮用卫生:刀生熟分开:是、否;菜板生熟分开:是、否;冰箱内食品生熟分开:是、否

③卫生习惯:一人一面巾:是、否;一人一脚布:是、否;脸盆______个,脚盆______个

吸烟:无、有______人(老年______人、中青年______人)。

④邻里关系:好、一般、差、无往来

⑤家庭保健箱:有、无

家庭主要问题目录

序号	问题名称	发生人	发生日期	记录日期	问题描述	处理及结果

居民个人健康档案二

个人档案号______ 身份证号______

姓名______ 性别______ 出生年月______ 民族______出生地______

学历______职业______婚姻______血型______Rh 因子______费用类型______

宗教信仰______医保账号______工作单位______

生母______生父______户主______与户主关系______

建档医生______建档日期______

月经史:初潮______经期______周期______绝经______

曾患疾病史

高血压______糖尿病______冠心病______脑卒中______过敏性疾病______

结核病______精神疾病______先天畸形______恶性肿瘤______其他______

药物过敏史

序　号	过敏药物名称	发生过敏时间	备　注

行为习惯

吸烟:开始年龄______(岁);吸烟量______支/天;戒烟年龄______(岁)

饮茶:开始年龄______(岁);饮茶量______两/月

常饮:红茶、绿茶、花茶、其他

嗜好:淡茶、浓茶、适中

饮酒:开始年龄______(岁);饮酒量______两/周;戒酒年龄______(岁)

常饮:白酒、啤酒、红酒、黄酒、果酒、其他______

饮食:主食:大米、白面、杂粮,一日______餐,口味:咸、适中、淡

锻炼:每周锻炼______次,每次锻炼时间______分钟

健康检查记录

日期______年______月______日　主检医生______

身高______cm　体重______kg　血压______/______(mmHg)(kPa)　脉搏______次/分

五官科	眼	裸视力	右：	左：	矫正视力	右：	左：	沙眼	右：	左：
		眼底			晶状体			眼睑		
		角膜			结膜					
		其他						医生签名		
	耳	听力	右：	左：	外耳道			鼓膜		
		其他								
	鼻	外形			鼻中隔			鼻旁窦		
		黏膜			鼻甲			其他		
	咽喉	黏膜			扁桃体			鼻咽部		
		喉头			其他			医生签名		
	口腔	龋齿			假齿			牙周		
		缺齿			黏膜			医生签名		
内科	发育及营养状况				精神状态					
	肺及呼吸道	呼吸音			啰音					
		其他								
	心血管	心律			心音					
		杂音			其他					
	腹部	外观			包块					
		肝脾			压痛					
		其他								
	神经	生理反射			病理反射					
		其他			医生签名					
外科	皮肤		淋巴结			甲状腺				
	乳房		脊柱			四肢				
	关节		肛门			生殖器				
	前列腺		其他			医生签名				
妇科	外阴		阴道			宫颈				
	宫体		附件			涂片				
	刮片									
	其他			医生签名						

检验与物理检查结果

血常规：RBC ________ 10^{12}/L，PLT ________ g/L，WBC ________ 10^{9}/L，N ________ %，L ________ %

尿常规：蛋白________，葡萄糖________，细胞学镜检________

生化 10 项：SGPT ________ U/L，AKP ________ U/L，r-GGT ________ U/L，LDH ________ U/L，T-CHO ________ mmol/L，TG ________ mmol/L，BUN ________ mmol/L，Cr ________ mmol/L，UA ________ mmol/L，空腹血糖________ mmol/L

同位素：AFP ________ μg/L

微生物：HBsAg ______ u，HBeAg ______ u，HBsAb ______ u，HBeAb ______ u，HBcAb ______ u.

X 线胸透：

心电图：

B 超：

其他：

主要问题目录

序号	问题名称	发生日期	记录日期	解决日期	处理及结果

暂时用药目录

序号	问题名称	发生日期	记录日期	解决日期	处理及结果

接诊记录

序号	就诊日期	主观资料、客观资料、评价(SOA)	治疗、指导计划(P)	接诊医生

长期问题目录

序号	药物名称	用量	开始用药日期	停止/变更日期	备注

辅助检查记录

序号	检查日期	检查项目	检测结果	结果描述	备注

转诊记录

序号	转诊日期	转诊原因	转至单位	转回日期	转回诊断	处理	备注

会诊记录

序号	会诊日期	会诊原因	会诊单位/医生	会诊诊断	处理	备注

住院记录

序号	诊断	医院名称	科室	入院日期	出院日期	结果	住院号

家庭病床记录

序号	问题名称	发生日期	建床日期	撤床日期	转归

预防保健记录

序号	项目名称	日期	结果

【附三】 高血压随访监测记录表

个人档案号________ 身份证号________

姓名________ 性别________ 年龄________

项目												
症状	头痛											
症状	头晕											
症状	心悸											
症状	其他											
体征	血压(mmHg)											
体征	心率(次/分)											
体征	体重(kg)											
体征	身高(cm)											
体征	体重指数 BMI											
体征	腰围(cm)											
体征	臀围(cm)											
体征	腰围/臀围											
体征	意识											
体征	浮肿											
体征	眼底											
体征	其他											
辅助检查	EKG											
辅助检查	血糖 静脉血 空腹											
辅助检查	血糖 静脉血 餐后2h											
辅助检查	血糖 指血 空腹											
辅助检查	血糖 指血 餐后2h											
辅助检查	TC											
辅助检查	HDL											
辅助检查	LDL											
辅助检查	TG											
辅助检查	肌酐											
辅助检查	BUN											
辅助检查	尿蛋白											
辅助检查	管型											
辅助检查	微球蛋白											
并发症												
高血压等级												

续表

转诊	心内科											
	眼科											
	肾内科											
	神经内科											
指导	戒烟											
	饮食											
	运动											
	遵医行为											
	心理调整											
用药												
随访医生												

【附四】 2型糖尿病随访监测记录表(1)

个人档案号__________ 身份证号 __________

姓名__________ 性别 __________ 年龄__________

项　　目													
症状	多饮多食多尿												
	头痛												
	心悸												
	其他												
体征	呼吸(次/分)												
	心率(次/分)												
	血压(mmHg)												
	体重(kg)												
	身高(cm)												
	体重指数(BMI)												
	浮肿												
	肢体皮肤颜色												
	肢体皮肤温度												
	肢体皮肤痛觉												
	肢体皮肤异常感觉												
	肢体皮肤感染												
	足背动脉搏动												
	跟腱反射												
	ED												
	眼底												
其他													

续表

血液	血红蛋白														
	白细胞														
	血糖	静脉	空腹												
			餐后2h												
		指血	空腹												
			餐后2h												
	HbAlc														
	TC														
	LDL														
	HDL														
	TG														
	肌酐														
	BUN														
	钾														
	钠														
	其他														

【附五】2型糖尿病随访监测记录表(2)

时间													
尿液	白细胞												
	红细胞												
	尿蛋白												
	管型												
	糖												
	酮体												
	24小时糖定量												
	其他												

续表

并发症													
转诊	营养科												
	眼科												
	心内科												
	神经内科												
	肾内科												
	外科												
	皮肤科												
	糖尿病专科												
	其他												
指导	戒烟												
	饮食												
	运动												
	遵医行为												
	心理调整												
用药													
随访医生													

【附六】　老年保健记录

个人档案号__________　身份证号__________

姓名__________　性别__________　年龄__________　建卡日期____年____月____日

一、生活行为与习惯

吸烟：开始年龄________（岁）　吸烟量________支/天　戒烟年龄________（岁）

饮茶：开始年龄________（岁）　饮茶量________两/月

　　常饮　红茶________　绿茶________　花茶________　其他________

　　嗜好　淡茶________　浓茶________　适中________

饮酒：开始年龄________（岁）　饮酒量________两/周　戒酒年龄________（岁）

　　常饮　白酒________　啤酒________　红酒________　黄酒________　果酒________　其他________

饮食：主食（大米，白面，杂粮）一日________餐　口味（咸______　适中______　淡________）

　　嗜甜　嗜咸　嗜荤　嗜素　偏食

睡眠：正常（每天________小时）　失眠（经常、偶尔、从不）

体力活动：经常、偶尔、否　每周锻炼______次　每次锻炼时间________分钟

居住类型：独居、同配偶一起、和子女一起、同配偶及子女一起、其他

主要生活来源：离退休金、儿女、救济金、储蓄、其他亲属

参加的社会活动类型：公园、老年活动站、老年大学、其他

二、生活能力

穿衣：自理　需帮助　依靠别人

进食：自理　需帮助　依靠别人

沐浴：自理　需帮助　依靠别人

入厕：自理　需帮助　依靠别人

仪表(洗脸、梳头、剃须)　自理　需帮助　依靠别人

走动：自理　需帮助　依靠别人

排尿控制：自理　需帮助　依靠别人

排便控制：自理　需帮助　依靠别人

变换坐位及卧位：自理　需帮助　依靠别人

上楼梯：自理　需帮助　依靠别人

能力受限时的照顾人：配偶　子女　保姆　邻居　社会　其他

三、慢性病史

序号	疾病	患病年龄	病情描述	转归	确诊医院

四、健康检查记录

与个人档案中"健康检查记录"相同。

【附七】　儿童保健记录

个人档案号__________　身份证号__________

姓名__________性别__________出生日期__________建卡日期：______年______月______日

保健号__________

父亲姓名__________年龄__________工作单位__________职业__________

母亲姓名__________年龄__________工作单位__________职业__________

家族史：父亲有疾病：

母亲有疾病：

其他人有疾病：

出生史：第____胎，第______产，孕______周，新生儿评分______，单(双、多)胎，出生体重______g，满月体重______g，出生地点______

产时情况：顺产，胎吸，产钳，臀位助产，臀牵引、剖腹产，其他

产时窒息：有、否，足月产、早产、过期产

四个月内母乳喂养：足、1/2、1/3、无

过去病史：

病名	麻疹	水痘	腮腺炎	白喉	百日咳
患病年月					
病 史	痢疾	肝炎	结核	腹泻	咳嗽
患病年月					

常住地址：

户口所在地址：

联系电话：

一、计划免疫记录

疫苗名称	接种日期	疫苗名称	接种日期	疫苗名称	接种日期
卡介苗	年 月 日	百白破混合制剂	年 月 日	乙脑疫苗	年 月 日
	年 月 日		年 月 日		年 月 日
	年 月 日		年 月 日		年 月 日
乙肝疫苗	年 月 日		年 月 日	流脑疫苗	年 月 日
	年 月 日		年 月 日		年 月 日
麻疹疫苗	年 月 日	脊髓灰质炎疫苗	年 月 日		年 月 日
	年 月 日		年 月 日		年 月 日
	年 月 日		年 月 日		年 月 日
	年 月 日		年 月 日		年 月 日

二、婴儿询问记录

检查日期											
实足月龄											
母乳	足、1/2、1/3、无										
	断奶月龄										
牛奶(瓶/日)											
奶粉(袋/月)											
乳儿粉(袋/月)											
乳奶糕(块/日)											
乳①粥②软饭③面条											
蛋(个/日)											

续表

①蔬菜②水果										
①鱼②肉										
食欲(好中差)										
维生素D制剂										
钙制剂										
多汗										
夜惊										
烦躁										
户外活动小时/日										
大便 性状										
大便 次/日										
上次检查至今曾患疾病										
检查医生										

三、幼儿询问记录

检查日期										
实足月龄										
①牛奶②奶粉										
乳儿粉										
①蔬果②水果										
①蛋②鱼③肉										
豆制品										
①饭②面(g/日)										
食欲(好 中 差)										
①偏食②零食										
睡眠 午睡										
睡眠 ①好②中③差										
刷牙										
常洗头洗澡										
每日洗脚洗臀										

续表

食前洗手										
常剪指甲										
独用毛巾										
①散童②集童										
不良习惯或动作										
上次检查至今曾患疾病										
检查医生										

四、小儿动作发育

动作	月龄
俯卧举头	
举头稳定	
翻身	
独坐	
扶站	
扶走	
独站	
独走	
上台阶	

五、婴幼儿检查记录

检查日期															
实足月(年)龄															
身长(cm)															
评价															
体重(kg)															
评价															
头围(cm)															
前囟(cm)															
胸围(cm)															
毛发															
面色															

续表

皮肤																
皮下脂肪																
淋巴结																
五官																
口腔																
牙齿	只数															
	龋齿															
胸廓																
心																
肺																
肝																
脾																
生殖器																
骨骼																
其他																
Hb																
DDST 结果																
检查者																

六、3 岁以上儿童体格检查记录

检查日期		年月日	年月日	年月日	年月日	年月日	年月日	年月日
实足年龄								
身长(cm)								
体重(kg)								
发育								
营养								
贫血								
囟门(cm)								
脱发								
皮肤								
淋巴结								
视力	左眼							
	右眼							

续表

眼疾							
耳							
鼻							
口腔							
牙 只数							
牙 龋齿							
咽部							
扁桃体							
胸廓							
心							
肺							
腹部							
肝肋下(cm)							
脾肋下(cm)							
四肢关节							
肌肉发育							
生殖器							
疝气							
精神、神经发育							
畸形							
大便检查							
胸部透视							
体检医生							

七、缺点矫治及异常情况处理

日期	缺点及异常情况	矫治及指导意见	医生

【附九】 妇女保健记录

个人档案号________ 身份证号________

姓名________性别________出生日期________建卡日期：________年________月________日

一、一般情况

（临时户口居住________年）

1. 月经史 初潮________岁 经期________天 周期________天 绝经________岁

痛经（有 无） 经量（多 中少） 白带（多、中、少、无）

2. 婚姻 结婚日期________年________月 婚前检查（已做、未做）近亲结婚（是、无）

丈夫姓名________丈夫工作单位________

3. 生育史 怀孕共________胎，其中足月产______胎，早产________胎，流产________胎，存活________胎

4. 疾病史 心脏病 肝病 肾病 肺结核 贫血 糖尿病 甲亢 高血压 畸形 生殖器官手术 其他________

5. 家族史 无异常 先天性疾病畸形 高血压 多胎 其他________

6. 异常孕产史 无 自然流产≥2次 人工流产≥2次 葡萄胎 死胎 死产 产前产后出血 早产妊高征 畸形 手术产 其他________

7. 避孕措施（上环、服药、工具、结扎、其他）上环时间________；结扎时间________。

二、围产期保健

1. 一般情况

建卡号________ 建卡单位________建立日期________

孕次________ 产次________末次月经________年________月________日

预产期________年________月________日

孕早期情况 无异常 阴道出血 病毒感染 妊娠剧吐 接触放射线 服用可能致畸形药物 接触有毒有害物质 其他________

产后休养地址________电话________邮编________

健康教育 1 2 3 4 5 次

2. 初次检查

初检孕周________周 身高________cm 体重________kg 血压________mmHg

体格检查：心肺________肝脾________脊柱________四肢________皮肤________

妇科检查：外阴________阴道________宫颈________宫体________附件________

化验：Hb________孕妇血型________丈夫血型________尿糖________肝功能________白带常规________ 尿常规________HBsAg________HbsAb________HbeAg________HbeAb________HbcAb________

诊断________________________

处理________________________

检查者________检查日期________年________月________日

3. 妊娠中、晚期保健记录

日期												
孕周												
血压(mmHg)												
体重(kg)												
宫高(cm)												
腹围(cm)												
胎位 胎心(次/分)												
先露												
衔接												
浮肿												
尿蛋白												
血色素												
高危评分												
骶耻外径												
坐骨结节间径												
其他												
并发症												
处理												
预约日期												
检查单位												
签名												

4. 分娩情况

住院号________ 分娩日期________年________月________分娩孕周________周

分娩地点：市及市以上医院、县(区)医院、街道(镇)卫生院、家中、途中________

分娩方式：顺产　胎吸　臀助　臀牵引　产钳　剖宫产　毁胎　其他________

会阴情况：完整　Ⅰ°Ⅱ°Ⅲ°侧切　正中切　其他________

产后2小时血压(mmHg)________产后24小时出血量________ml

产时产后并发症：无　早产　产后出血　妊高征　子痫　胎膜早破　胎儿窘迫　滞产脐带脱垂/绕颈　子宫破裂　软产道血肿　切口感染　产褥感染　其他________

异常情况：

医生签名________

5. 产后访视

日期	产后天数	血压(mmHg)	体温	会阴	宫底	恶露	乳房		处理	签名
							乳头	乳汁		

6. 产生 42 天健康检查

产后检查日期________ 产后天数________天 血压________mmHg 血色素________ 乳房________

妇检：外阴________ 阴道________宫颈________子宫________ 附件________

计划生育指导：(1)上环 (2)避孕药 (3)工具 (4)结扎

处理________ 签名________

7. 新生儿情况

性别：(1)男 (2)女 (3)两性畸形

胎数：(1)单胎 (2)双胎 (3)多胎

出生体重________g Apgar 评分 1 分钟________5 分钟________

存活情况：(0)活产 (1)死胎 (2)死产 (3)新生儿死亡

死亡原因：(1)前置胎盘 (2)胎盘早剥 (3)脐带因素 (4)窘迫 (5)窒息 (6)产伤 (7)早产 (8)出生缺陷 (9)其他

出生缺陷：(0)无 (1)神经管畸形 (2)唇腭裂 (3)先天愚型 (4)先天性心脏病 (5)肢体畸形 (6)其他

新生儿并发症：(0)无 (1)重度窒息 (2)肺炎 (3)产伤 (4)呼吸窘迫综合征 (5)脐部感染 (6)硬肿症 (7)病理性黄疸 (8)颅内出血 (9)其他

出院日期________接产单位________

转科转院日期________签名________

新生儿访视

日期	天数	体重(kg)	体温℃	脐部		皮肤	臀部	口腔	大便性状	喂养方式	其他	处理	签名
				正常	感染								

三、妇女病检查记录

序号	日期	检查项目	诊断	处理	检查者

(引自李学信主编.社区卫生服务导论.东南大学出版社,2003)

【附十】 障碍/残疾人专项表

一、视力

1.视力残分级(有无残疾人证)　①有　②无

①一级盲　②二级盲　③一级低视力　④二级低视力　⑤不详

2. 致残原因

①先天　②职业因素　③损伤和中毒　④疾病　⑤其他　⑥不详

3. 视力障碍(有无残疾人证)　①有　②无

二、听力

1.听力残分级(有无残疾人证)　①有　②无

①一级　②二级　③三级　④四级　⑤不详

2.致残原因

①先天　②职业因素　③损伤和中毒　④疾病　⑤其他　⑥不详

3.是否戴助听器材　①是　②否

4.听力障碍(有无残疾人证)　①有　②无

三、言语

1.言语残分级(有无残疾人证)　①有　②无

①一级　②二级　③三级　④四级　⑤不详

2.致残原因

①先天　②职业因素　③损伤和中毒　④疾病　⑤其他　⑥不详

3.言语障碍(有无残疾人证)　①有　②无

四、智力

1.智力残分级(有无残疾人证)　①有　②无

①重度　②中度　③轻度　④不详

2.致残原因

①先天　②职业因素　③损伤和中毒　④疾病　⑤其他　⑥不详

3.智力障碍(有无残疾人证)　①有　②无

五、肢体

1.肢体残分类(有无残疾人证)　①有　②无

①脑瘫(包括四肢瘫、三肢瘫、二肢瘫、单肢瘫)　②偏瘫　③脊髓疾病及损伤(四肢瘫、截瘫)　④小儿麻痹后遗症　⑤后天性截肢　⑥先天性缺肢、短肢、肢体畸形、侏儒症　⑦两下肢不等长　⑧脊柱畸形(驼背、侧弯、强直)　⑨严重骨、关节、肌肉疾病和损伤　⑩周围神经疾病和损伤　⑪不详

2. 分级

①重度　　②中度　　③轻度　　④不详

3. 致残原因

①先天　　②职业因素　③损伤和中毒　　④疾病　　⑤其他　⑥不详

4. 肢体残缺（可参照 5.1 肢体残分类填写）①有　②无

六、精神

1. 诊断结果________　诊断机构________

2. 分级（有无残疾人证）　①有　②无

①重度　　②中度　　③轻度　　④不详

3. 致残原因

①先天　　②职业因素　③损伤和中毒　　④疾病　　⑤其他　⑥不详

4. 精神障碍（根据家属或社区精防网络提供）①有　　②无

七、口常生活能力评定（60 岁以下残疾人填写，圈上最适当的分数）

评价项目	评分	评价项目	评分
①使用公共车辆	1　2　3　4	⑧梳头、刷牙等	1　2　3　4
②行走	1　2　3　4	⑨洗衣	1　2　3　4
③做饭菜	1　2　3　4	⑩洗澡	1　2　3　4
④做家务	1　2　3　4	⑪购物	1　2　3　4
⑤吃药	1　2　3　4	⑫定时上厕所	1　2　3　4
⑥吃饭	1　2　3　4	⑬打电话	1　2　3　4
⑦穿衣	1　2　3　4	⑭处理自己钱财	1　2　3　4

各项目评分标准：1. 自己完全可以做　2. 有些困难　3. 需要帮助　4. 根本无法做

结果的评价方法：总分≤16 分为完全正常，>16 分为有不同程度的功能下降；凡有 2 项或 2 项以上≥3 或总分≥22 为功能有明显障碍

评价结果：①完全正常　②功能下降　③功能有明显障碍

八、康复

1. 是否进行康复

①是（填写 8.2）　②否（填写 8.3）

2. 康复机构________________

[说明：①医院　②学校　③护理院　④康复中心　⑤其他________

3. 不康复原因

①不可康复　②经济　③不方便　④无康复机构　⑤其他（具体说明）________________

（翟凤平）

第三章　社区护理工作中的人际关系与沟通技巧

第一节　社区护理工作中的人际关系

人际关系是人们在社会交往过程中形成的社会关系的网络，是在情绪基础上形成的人与人之间的心理关系。人与人会活动中，为了满足相互的需要，彼此交往而结成关系。由于需要满足的程度不同，产生不同的情感体验，因此，人际关系有情绪的参与，如彼此喜欢或厌恶。虽然人际关系的好坏以交往行为表现出来，但人际关系的实质是人与人的心理关系，即彼此间心理上的距离。人与人之间的关系是亲密还是疏远，由心理距离的远近决定。

社区护理工作中的人际关系包括护患关系、医患关系、护理人员与工作机构内部成员的关系以及和社区领导、居民的关系等。人际关系对人具有重要的作用，良好的人际关系可以使人心情舒畅，精神愉快，彼此间感情融洽，相互关心、体贴和帮助；而不好的人际关系使人心情忧郁、压抑，彼此间争吵，相互诋毁、拆台等等。人际关系对人的影响总的说来有以下几个方面：①影响身心健康；②影响生活质量；③影响内聚力和工作效率；④影响自我发展和完善。社区卫生服务中存在着在大量的人际交往，交往的双方均希望建立一种亲切、和谐、友善的人际关系。

一、社区护士与服务个人、家庭的关系

社区护理作为一种社会实践活动，其中存在着大量的人际交往，表现为多种形式与层面的人际关系。在社区护理工作中，广义的护患关系是指护理人员与服务个人及其家属、陪人、监护人的关系以及和所服务的社区、社区居民的关系。狭义的护患关系是单指护理人员与服务个人的关系。在社区卫生服务工作中所称的护患关系一般指广义的护患关系。

良好的护患关系是社区护理服务工作顺利开展的重要保证。护理工作主要是与病人及社会有关人群交往并为其健康服务的，交往的双方均希望建立一种亲切、和谐、友善的护理人际关系。

（一）建立良好护患关系的意义

人际关系是客观存在的，人不能离群生活。纵观人类历史，人生在世，无非是处理两大关系：一是人与自然的关系，二是人与人之间的关系。学习和研究人际关系，搞好人际交往，对于每个护理人员、护理集体，乃至社区服务中心，都有着重要的现实意义。

1. 提高社区护理质量　良好的护理人际关系是做好护理工作的重要基础，它有利于促进护理人员与病人之间、护理人员与其他医务人员之间的相互信任和密切协作，使病人积极主动地参与和配合，使医院的医疗、护理活动能够顺利进行。同时，良好的护理人际关系也

有利于提高社区护理管理水平，减少服务纠纷的发生。

2. 营造良好的健康服务氛围　在社会群体中，人与人之间的友好交往，会形成一个良好的社会心理气氛。同样，在各种健康服务机构中，护理人员与服务对象之间的相互理解、相互信任、相互关怀，也会促使这些场所形成良好的心理氛围。这种良好的心理氛围能使医护人员合理的心理需求得到满足，从而产生心情舒畅、愉快的积极情绪，激发其对工作生活的极大热情；使病人在治疗、护理、康复方面的需求得到满足，解除或转移其焦虑、恐惧、抑郁、烦闷、紧张等消极心理，增加康复的信心。

3. 提高社区护理工作效率　护理群体中的协调、和谐的人际关系，对于提高护理工作效率有着重大作用。如果护理人员在工作和生活过程中能够同心同德、互相帮助、互相学习，无疑会大大提高工作的效率和质量。如果护理人员互相猜忌提防、彼此态度冷漠、缺乏协作精神，必然要影响护理质量。有了这种内耗存在，护理工作的效率必然降低。

4. 陶冶护理人员的情操　人际交往的过程是人与人之间在认识上的相互沟通、情感上的相互交流、性格上的相互影响、行为上的相互作用的过程。护理人员与其他人群的人际交往同样遵循这一过程。在这一过程中，良好的人际关系对陶冶护理人员的情操具有重要作用。广泛正常的人际交往，可以使护理人员丰富和发展自己的良好个性，满足自己的精神心理需要，促进知识的更新及思维方式的改进等等。

5. 适应医学模式的转变　传统的医学模式只限于从局部和单纯的生物因素去考虑，而忽视了人的心理及社会因素的重要影响，具有很大的局限性。随着社会发展、医学科技的进步和疾病谱的变化，人们逐渐认识到，影响人类健康的不仅有生物因素，而且与人的心理因素及社会因素具有十分密切的关系。建立良好的护理人际关系，要求护理人员从整体上为病人服务，主动关心和了解病人的需求，熟悉和掌握病人的心理活动，并积极进行沟通和疏导，无疑会促进病人的康复，这对适应医学模式的转变是有利的。社区护理工作的开展是新的医学模式在护理工作中的具体体现。

(二)护患关系的基本规范

护理人员的人际规范是护理人员进行人际交往的行为准则，遵循这些准则，就能协调彼此间的关系，解决相互交往中的问题。在社区护理工作中，护理人员与服务个人、家庭的人际交往，应着重注意以下几个方面：

1.热情负责，同情体贴　对病人同情体贴，热情负责，体现了人道主义原则，体现了护理人员全心全意为人民服务的精神。在社会主义社会里，人与人之间在政治上是平等的关系。这种关系表现在社区护理工作中，犹如白求恩所说，伤病员比你的父兄还要亲，因为他们是你的同志。护理人员为了病人的健康，必须对病人有深切的同情心。这种同情与怜悯、仁慈是不同的，它不是个人的恩赐，而是护理人员应尽的义务和职责。

2. 尊重人格，平等待人　尊重人格是每个公民必须遵循的行为准则之一。护理人员在与服务对象进行人际交往时，必须尊重对方的人格，不论他的职务高低、年龄大小、病情轻重、容貌美丑、关系亲疏、经济贫富等等，都应一视同仁，平等待人。切忌以貌取人，以贵贱分高低，对某些病人关怀备至，对某些病人冷若冰霜。

3. 诚实谦让，文明礼貌　文明礼貌待人，给人以美的享受。诚实谦让的交往，能增进人们相互之间的信任与团结友爱。护理人员在荣誉面前应取谦让态度，不嫉贤妒能；对他人的批评能虚心诚恳、宽宏大度，善于与同事合作；在病人面前，不因个人心情不好而迁于病人，要善于控制自己的情绪，既不忧形于色，也不欣喜无度。对同事、对病人始终诚实、谦让，礼貌热情，举止端庄，言语文明。

4. 忠于职守，不谋私利　全心全意为人民服务，就要忠于职守，做好本职工作。在社区护理实践中，一切从病人的利益出发，是护理工作的基本原则。在个人利益与病人利益发生冲突时，以病人利益为重，必要时牺牲个人利益，发扬“辛苦我一个，幸福千万人”的崇高风尚。

5. 诚信服务，不弄虚作假　实事求是，是科学态度的体现。护理学是一门科学性、应用性很强的学科。护理人员的工作能否做到实事求是，不仅关系到护理学科的发展，而且直接影响到病人的生命安危，影响护患关系。因此，对护理工作中的每一项检查、操作，必须严肃认真、一丝不苟，在任何情况下，都不能弄虚作假。对于护理工作中的失误或差错事故，不隐瞒、不推卸责任，做到如实报告，及时纠正，勇于从失败或失误中总结经验和教训，树立严谨的科学态度和养成审慎的工作作风。

6. 恪守信誉，保护隐私，医护人员是病人的知己，病人有什么心愿和要求，常常会向医护人员和盘托出，期望能得到理解和帮助，解除病痛。护理人员必须恪守对病人的承诺，如对病人隐私的保密等，才能得到病人的信赖，才有利于护患之间的进一步交往。

（三）护患关系的基本内容

护患关系是组成护理人员人际关系的主体，是护理人员职业生活中最经常的人际关系。和谐的人际关系是良好的护理人员人际关系的核心，并影响其他人际关系。护患关系包括技术性关系与非技术性关系。

1. 技术性关系　指护患双方在进行一系列的护理技术活动中所建立起来的行为关系。护患关系中，连接双方的纽带是医疗、护理、健康教育、康复指导等，即病人患病需要医疗护理，护理人员掌握帮助病人恢复健康、预防疾病、促进健康的技能，能够满足服务个人及家庭的这种需要，这就形成了护患关系的基础。如果这种基础不复存在，护患关系中的技术性关系也就终结了。

在这种技术关系中，护理人员是拥有技术并将所掌握的技术服务于病人的人，故处于主动地位，而病人处于被动地位。因此，当出现护患矛盾时，护理人员是矛盾的主要方面，对病人具有直接的影响。

2. 非技术性关系　指护患双方由于社会的、心理的、教育的、经济的等多种因素的影响，在实施医护技术过程中所形成的道德、法律、利益、价值等多种内容的关系。

(1)道德关系：是非技术关系中最重要的内容。由于护患双方所处的地位、环境、利益不同，所受的教育及道德修养也不同，因此，在护理过程中很容易产生矛盾。护患双方都应按照一定的道德规范来约束自身的行为，尊重对方。护理人员更应遵守道德规范，维护病人利益。

(2)利益关系：指在护理过程中护患双方发生的物质和精神方面的利益关系。护理人员的利益表现为付出劳动后得到工资、奖金报酬(物质利益)，以及由于病人康复而得到精神上的满足与欣慰(精神利益)。病人的利益表现在付出一定的费用后得到了正确的治疗与护理，解除了病痛，恢复了健康。在我国，护患双方的利益关系是在公正条件下的一种平等互助的人际关系。这种平等表现在对病人应一视同仁，热情服务，不以衣貌取人，不以金钱取人，不搞等价交换，不以工作谋私利等。应注意的是，护理人员的物质利益是由国家或集体以工资形式提供的，决不能从病人身上另外索取。

(3)法律关系：是指护患双方在护理活动中各自的行动和权益都受到法律的约束和保护，在国家法律范围内行使各自的权利和义务，调整双方之间的关系。侵犯任何一方的正当权利都是法律所不容的。在依法治国的社会主义国家，护患双方都应认真学法、知法、守法，学会用法律武器保护自己的正当权益。

(4)价值关系：是指以护理活动为中介的体现护患双方各自的社会价值的关系。护理人员在自己的职业服务中，运用所学的知识和技术为病人提供优良的服务，使病人重获健康，实现了崇高的人生社会价值。而病人在重返工作岗位为社会所做贡献中也包含了护理人员的奉献，同样实现了个人的社会价值。“我为人人，人人为我”正是我国社会主义条件下人们之间价值关系的高度体现。

在实际的社区护理工作中，技术与非技术两个方面的交往是相互依赖、相互影响、相互作用的。例如，非技术方面的交往成功会有利于护理人员对病史的采集，增进病人对治疗护理的依从性，从而有利于技术方面的交往；而技术方面的交往失败，如护理人员打错针、发错药，也会损害非技术方面的交往。对于建立良好的护患关系来说，两个方面的交往和相互作用都是十分重要的。值得注意的是，在生物医学模式的影响下，许多护理人员忽视了非技术方面的交往，例如只关心病人的病情，而不愿倾听病人与疾病无直接关系的诉说，只见疾病，不见病人。这种医学的“非人性化”倾向必然影响良好护患关系的建立。

(四) 护患关系的基本模式

护患关系模式是医学模式在护理人际关系中的具体体现。根据萨奇(T. Sxas)和霍华德(M. Hohade)的观点及目前临床工作中普遍的做法，我们将护患关系分为三种基本模式进行介绍。

1. 主动—被动型　这是一种传统的护患关系模式，它受传统的医学模式的影响，把病人看成单纯生物学的人，把疾病看成由单纯的生物理化因素所致，把治疗护理全寄托于药物、手术，而对病人的心理活动全然不顾。护理人员处于主导地位，把自己的处置意见施加于病人，要求病人绝对服从任何处置和安排，病人则处于被动地接受护理的从属地位。

这种护患关系的特点是“护理人员为病人做什么”。它过分强调护理人员的权威，忽略了病人的主观能动作用，因而不能取得病人的默契配合，严重影响护理效果，甚至使许多可以避免的差错事故得不到及时纠正与补救。这是该模式的重大缺陷。它只适用于意识丧失病人(如全麻、昏迷病人)、婴幼儿、危重、休克、智力严重低下以及某些精神病人。因他们没有表达独立意志的能力，不可能与护理人员进行信息交流。

2. 指导—合作型　这是在护理实践中逐步发展起来的一种护患关系。它把病人看成是有意识、有思想、有心理活动的人。在护理活动中，病人有一定的主动性，这种主动性是以执行护理人员的意志为基础，以主动配合为前提。病人可以向护理人员提供有关自己疾病的信息，也可以提出意见和要求，但护理人员的权威仍是决定性的。病人的主动合作，包括诉说病情，反映治疗情况，提供检查方便，配合各种护理措施，都是以护理人员的要求为前提，病人所处的位置是“合作”。事实上，在护理实践中，这种关系广泛存在。几乎所有的护理措施如注射、换药、插胃管、测体温、量血压……都需要病人的合作，否则无法进行。

这种护患关系的特点是“护理人员告诉病人应做什么”，相互配合，发挥两方面的积极性。这种模式虽然比主动—被动型的护患关系模式前进了一大步，但病人一般仍处于消极配合状态，护患关系仍然不够完全平等。如果护理人员对这种“合作”过分强调，很容易忽视病人的意见。这一模式适用于一般病人，尤其是急性病人。目前临床上的护患关系多属于这种模式。

3. 共同参与型　这种模式比前两种又前进了一步。这种模式认为，在治疗护理过程中，病人的意见和认识是有价值的，护患双方有同等的权利。在这种模式下，病人不仅是合作，而且应积极主动地参与自己的治疗护理讨论，向护理人员提供自己的治疗护理体验，探讨某些护理措施的取舍，在病人体力允许的情况下，自己独立完成某些护理措施，如自己洗头、自己服药、自己测尿糖等。

这种护患关系模式的特点是“积极协助病人自护”。这种模式多用于患慢性疾病且具有一定文化知识水平的病人。处于昏迷、休克或精神异常以及重危状态的病人，是难以建立也不宜建立这种共同参与型的护患关系模式的。

显然，这种护患关系与前两种护患关系有着本质的不同，因为这种模式把病人的意见看成是完成护理工作的一个组成部分。这样一来，护患关系就不是单向的，而是双向的，病人在治疗护理中获得了某种权利，人格也得到了尊重，其积极性也得到了充分的发挥。这对于搞好护患关系、提高护理质量无疑是有利的，应大力提倡。

在现实的治疗护理活动中，建立什么样的护患关系，不仅取决于病人疾病的性质，而且需考虑到病人的人格特征。3 种不同的护患关系模式，反映了护理人员对病人和对护理专业的不同认识。在护理实践中，应注意对不同的护理对象，采用不同的护理模式。应提倡指导—合作型和共同参与型的护患关系，以提高护理工作质量。应当指出，在这两种护患关系模式中，护理人员的作用和责任并没有随之减少，恰恰相反，为了调动病人的积极性，护理人员不仅要发挥其技术特长，而且要引导病人配合或共同参与这一活动，以促使其康复。由此可见，护理人员的工作量更大了，任务更重了。

在社区护理实践中，护理人员同特定的服务对象的关系模式不是固定不变的，随着服务对象状况的变化，可以由一种模式转向另一种模式。例如，对一个因昏迷而入院治疗的病人，就按“主动—被动”的模式给予护理；随着病人病情的好转和意识的恢复，就可以逐渐转入“指导—合作”模式；最后，病人进入康复期，护理关系模式就变成“共同参与”了。而在社区护理工作中则以“指导—合作”和 “共同参与”工作模式为主要实践模式。

（五）护患关系冲突

护患关系冲突，即护患交往发生障碍，如同一切人际冲突是人际交往过程中经常会遇到的问题一样，护患关系冲突也常出现在护患交往的过程中，是影响护患关系健康发展的重要因素。因此，要建立和发展良好的护患关系，首先要分析造成护患冲突的主要症结，才能有的放矢地调控护患关系。

1. 期望与现实的冲突　由于“白衣天使”的称誉在社会上广泛流传，许多病人往往以此来勾画较理想的护理人员职业形象，相应地产生对护理人员职业素质较高的期望值，并以此来衡量他们在现实中所面对的每一个具体的护理人员个体，用较高的标准来要求那些客观上难以理想化的护理人员个体。当发现个别护理人员的某个职业行为与他们的过高期望值距离较大时，就会产生不满和抱怨，并与护理人员出现不同程度的护患冲突，有的表现为冷漠，有的表现为不合作，有的还可能出现过激的言行。

在护理人员方面，确有个别护理人员不能准确了解病人的过高期望并给予适当的引导，或者完全不从自身查找可能引发护患冲突的原因，甚至表现出一种完全对立的态度，认为病人对自己过于苛刻，则有可能导致更激烈的护患冲突。

2. 需求与满足的冲突　病人尤其是急症、重症、老年病人，由于生活不能自理，各方面需人照料，当亲属不在时更渴望护理人员的精心护理。但在当前护理人员相对不足、护理工作十分繁重的情况下，要对所有病人做到精心护理确有实际困难。另外，病人的需求是多方面的，既有治疗护理上的需求，又有饮食生活上的需求，还有休息环境、娱乐等方面的具体要求。一般说来，病人的这些要求都是合理的，对疾病的治愈和病人的康复都是有益的，但是目前社区的物质条件、设备条件和医疗技术水平又很难满足病人的一切需求。在这种情况下，护理人员就不能埋怨病人挑剔、啰嗦，更不能与病人争吵，应耐心向病人解释，争取病人的谅解，妥善地解决护患冲突。

3. 外行与内行的冲突　病人强烈的康复愿望驱使他们想要全面了解自己疾病检查、治疗、护理过程的每一细节，常常缠着医生和护理人员"打破砂锅问到底"。一方面，病人由于对疾病知识了解不多，对护理专业知识多是外行，所提问题在护理人员看来常常是比较零碎的、重复的、无关紧要的；另一方面，作为内行的护理人员由于长此以往，已经司空见惯、习以为常，有时不能设身处地去体谅病人的急切心情，对病人的反复提问缺乏耐心，表现为懒于解释或简单敷衍等。这也是引起护患关系紧张的常见原因。

4. 偏见与价值的冲突　人们对护理人员的职业价值的看法受到他们自身的社会、心理、文化等方面因素的影响。有人对护理职业缺乏了解，只能根据一些道听途说来片面地认识护理人员，把对护理职业的社会偏见带到护患交往中来。有少数人在话语中流露出对从事护理职业的不理解。而长期以来一直受职业困惑的部分护理人员，则对他人对自己职业的消极评价特别敏感，很容易就此与他人发生争执，导致护患冲突。

5. 休闲与忙碌的冲突　在实施社区护理的过程中，护理人员必须整天面对大量繁琐、庞杂的事物性工作，特别是随着社区卫生服务人群及服务内容的扩展，更突出了护理人员相对于服务对象的数量不足。常常是几个护理人员要负责几十个病人的常规护理工作，同时还要随时去应付一些突发的特别事件，其忙碌程度可想而知。相对而言，病人则处于一种专心养病，看似"休闲"的状态。然而实际上，疾病给病人造成的较大压力不可能使他们有真正的清闲，有些病人几乎把全部注意力都放在对自己疾病的考虑上，对外界的许多事情包括对护理人员的忙碌常"视而不见"。当个别病人的急需与护理人员的工作安排发生冲突时，病人可能对护理人员产生不满，指责护理人员不尽责；护理人员可能在疲惫忙碌的状态下对病人失去耐心，埋怨病人不体谅自己。此时是否导致进一步的护患冲突，关键在护理人员。如果个别护理人员只是强调自己的理由而不能宽待身心失衡的病人，护患关系将进一步受到损害。

6. 依赖与独立的冲突　这种冲突较多地发生在病人的疾病恢复期。一方面，病人经过较长的病程，已逐步适应了解除自己部分的社会、家庭责任，病人角色强化，在心理上对医护人员的依赖显著增强，有的病人甚至出现了回归社会角色的心理障碍。因此，护理人员在病人的疾病恢复期，必须遵循现代医学模式，全面帮助病人重建自信，增强独立意识，促使病人获得心理健康与躯体康复同步的最佳身心状态。在依赖与独立的这对矛盾中，最主要的是护理人员的耐心引导。如果护理人员不能就此与病人达到充分的沟通，护理人员的好意不仅难以被病人接受，反而可能引起病人的误解，导致护患之间的冲突。

7. 伤残与健康的冲突　许多病人在与护理人员交往时，常表现出对自身健康丧失的沮丧、自卑和对他人健全身体、姣好容貌的羡慕、嫉妒，这样一对矛盾常引起他们内心激烈的冲突。特别是那些躯体严重伤残或毁容的病人，更是在与他们形成鲜明对照的护理人员面前自惭形秽。有时个别病人难以自控地把病残的恼怒迁移到与他们交往最频繁的护理人员身上。若护理人员不能识别病人的情绪反应，则可能出现互不相让的紧张气氛，甚至引发较强的护患冲突。

8. 护理质量与疗效的冲突　护理质量与实际疗效一般来说是统一的。护理质量高，实际疗效就好，反之亦然。但是，在某些情况下，如病人病入膏肓、医生误诊误治或漏诊漏治等，护理质量与实际疗效就不一致。护理人员精心护理，而病人的实际疗效却不一定显著，甚至病情恶化。在这种情况下，就产生了护理质量与实际疗效的矛盾，此时有的病人就会错怪护理人员，使护理人员感到委屈，发生冲突。此时护理人员要理解病人的心情，宽容病人的责备，帮助病人分析疗效不理想的原因，对护理过程中的不到之处，应予以改进。

（六）护理人员与服务对象家属的关系

在护理工作涉及的众多关系之中，护理人员与服务对象家属的关系最容易被忽视。然而近年来医护人员越来越感受到，病人家属在提高治疗效果和促进病人康复的过程中发挥着不容忽视的积极作用。在护理工作中，对病人的要求在许多情况下是通过家属去做的。把家属排斥于护患关系之外，是导致护患之间不能有效沟通的原因之一，因而医护人员与病人家属的沟通也越来越受到重视。特别是在护理一些特殊的病人，如婴幼儿、高龄、重危、昏迷、精神病等患者时，与病人的家属保持积极的沟通就显得更重要了。这实际上是对护患关系的补充。疾病的突然降临必然给病人家庭造成或大或小的影响，特别是家庭主要成员“顶梁柱”病倒后，影响更为重大。为了照顾和支持病人，家庭成员原来所承担的角色功能将不得不重新调整。作为病人家属来说，其角色特征主要是：

1. 病人原有家庭角色功能的替代者　病人生病以前在家庭中的角色（父亲、母亲、丈夫、妻子、女儿、儿子、姐姐等等）是相对固定的，其角色功能也相对固定。一旦病倒了，其角色功能必须由其他家庭成员替代，否则病人将无心养病。因此，促使病人家庭成员角色功能的迅速调整、妥善分担病人原有的家庭角色功能，对于消除病人的心理压力和安心治病是十分重要的。

2. 病人病痛的共同承受者　疾病不仅给病人带来痛苦，同时也会引起病人家属一系列的痛苦心理反应，尤其是那些危重症或绝症病人的家属。正如库布勒·罗斯所说：“亲属往往比病人本身更难以接受死亡的事实。”一般情况下，对于心理承受能力较差的绝症病人，医护人员常常采取“越过式沟通”，将病人的病情和预后先告诉家属。因此，亲属首先要承受精神上的打击，继而出现难以抑制的悲痛的心理过程。他们的心情极其痛苦，却又将痛苦埋在心中不表露出来，在病人面前强装笑容；有的亲属则无法克制自己的情绪，在病人面前不由自主地流泪或愁容满面，给病人带来更沉重的心理压力。

3. 病人心理的支持者　家属是病人情绪稳定的重要因素。生病后，人容易产生焦虑、恐惧等心理问题，需要有人给予排解和安慰。病人家属是承担这种角色功能的合适人选。家属关怀病人是对病人的极大安慰，不少病人的心理症结只有家属才能解开，在某些方面，护理人员是无法代替家属的。

4. 病人护理计划制订及实施的参与者　护理需要病人的积极配合和参与，但如果病人疾病严重或是儿童、精神病病人等参与能力受限时，就需要病人家属的积极参与了。家属是病人病情的知情者，特别是那些失去知觉的病人，没有家属提供病情，护理人员很难收集资料进行护理诊断。另外，大多数病人生活自理能力受到影响，住院期间及出院后的一段时间内都需要有人照顾。因此，护理人员应把病人家属看作帮助病人恢复健康的助手和支持者，应善于调动家属的积极力量，共同为病人提供高质量的护理。

二、社区护士与社区卫生服务机构有关人员的关系

社区卫生服务机构要实现预防、医疗、保健、康复、健康教育和计划生育技术指导六位一体的功能，必须依靠各部门的充分合作与沟通，以及各类医务人员的知识互补、相互学习、会诊、咨询与合作。社区卫生服务应体现团队合作的精神。社区护理人员只有与机构中的所有人员进行沟通和协调，建立良好的人际关系，才能最佳地发挥自己的角色功能。

（一）医护关系

在健康服务群体中，护理人员与全科医生、公共卫生医生及中医医生的关系最为密切。医护关系在医务人员的相互关系中占有最重要的地位。医护关系的模式现正从历史的“主导—从属型”向现代的“并列—互补型”转变。

1. 医护关系的模式

（1）主导—从属型：关于医生和护理人员的关系，长期以来，医护关系一直是主导—从属型模式。在早期，护理未形成独立的学科；随后，由于病人集中收治，护理从医疗中分离出来，但只是为病人提供各种生活护理，护理人员无需专门训练，他们也未纳入医务人员的行列；随着近代医学的进展，护理人员开始担任一部分治疗处置任务，他们已不是看护身份，而是医务人员队伍中的一员，但护理人员工作是医生工作的附属，护理人员从属于医生，护理人员的工作只是机械地执行医嘱，护理人员并不直接对病人负责，而仅对医生负责。医护关系只是一种支配与被支配的关系。由此可见，主导—从属型模式是和医学发展的历史沿革、传统的医学模式分不开的。

（3）并列—互补型：随着现代医学的发展、医学模式的转变，人们对疾病和健康的认识发生了根本性的变化，而护理作为一个独立的学科和完整的体系，也就逐步形成。医护关系的模式也从主导—从属型转变为并列—互补型，这是因为：

①医疗、护理两者紧密联系缺一不可：医疗、护理是两个并列的要素，各有主次，各有侧重，组成了治疗疾病的全过程。医疗和护理是互相依存、互相促进的，没有医生的诊断治疗，护理工作就无从谈起；没有护理人员的治疗护理，医生的诊断治疗也无法落实。

②医疗、护理两者相对独立不可替代：在医疗工作中，护理人员虽参与了某些工作，但医生是起主要作用的；在护理工作中，护理人员根据病情和诊治方案，从病人的整体需要出发，制订完整的护理方案，其中既包括了医护协作性工作，也包括了护理人员独立性工作，如心理护理、生活护理、环境护理、饮食护理、健康指导等等。护理人员执行医嘱只是医护结合的一种形式，而更多、更广泛的专业职能和社会功能是不能互相替代的。

③医疗、护理两者相互监督、互补不足：由于两者的关系既紧密联系，又相对独立，就为相互弥补提供了可能。在临床上，医生的差错苗头被护理人员发现，护理人员的工作漏洞被医生提醒的事情屡见不鲜。这在主导—从属型的医护关系中是不太容易做到的。

2. 医护关系的影响因素

(1) 角色定位：心理方位是指人际交往中双方在互动时心理上的主导性和权威性的程度，是衡量人际心理关系最基本的指标。心理方位包括两种情况：一是心理差位关系，即发生互动关系时，双方在心理上分别处于上、下位，如师生关系、主雇关系、父子关系；二是心理等位关系，即发生互动关系时，彼此间没有心理上、下位之分，如朋友关系、同事关系等。

由于长期以来医护关系是主导—从属关系，因此容易形成护理人员对医生的依赖、服从心理，在医生面前感到自卑，觉得自己比医生低一等，表现在机械、被动地执行医嘱，认为不折不扣地执行医嘱就是好护理人员。与此相反的是，近年来随着护理教育的发展，一批高学历的护理人员走上临床工作岗位，少数人过分强调了护理专业的独立性和专业性，不能很好地与医生配合和尊重医生。这两种情况都不能形成医护之间的正常互动关系。医护之间应是心理等位关系。

(2) 角色职责：护理人员及其他医务人员在健康服务群体中均有各自独立的角色功能，并在各自的工作范围内承担责任。如果分工科学合理，各自的角色负担比较适当均衡，则医务人员内部关系就比较协调，矛盾冲突可以较少发生。但实际情况并非如此理想。例如，许多医疗机构医护比例失调甚至倒置，医生满员或超编，护理人员缺额严重；或者是其他岗位人员为“固定工”，护理岗位人员多为招聘的“临时工”；或者是岗位设置不合理，忙闲不均等等，这些都会造成某些人员角色压力过重。由于医护常常因为承受过重的角色压力而变得脆弱、易怒和紧张不安，所以因角色压力过重而形成的不满情绪常常是医护人员关系紧张的来源。

(3) 角色理解：健康服务群体中，不同专业的医学教育一般都在独立的、与其他专业分离的情况下进行，不同专业互不了解，这也会影响医务人员之间的合作关系，特别是在专业发展和变革迅速的情况下，更会造成专业间的理解欠缺。例如，医生与其他医务人员对护理模式不清楚，提出一些疑问甚至非议，这便会使护理人员与医生之间的关系产生一些新的问题。这其中固然有一些客观因素，但仔细分析，缺乏沟通交流而形成误会也是重要原因。社区卫生服务机构要实现预防、医疗、保健、康复、健康教育和计划生育技术指导六位一体的功能，团队成员间的交流、理解、合作是至关重要的。

(4) 角色权利：医护人员按照分工，在自己职责范围内应该是有自主权的。但是在某些情况下，医护人员常常会觉得自主权受到侵犯，因而产生矛盾冲突。例如，当护理人员和医生对于医嘱有不同看法时，便可能产生自主权争议。医生认为立医嘱是医生的事，医生会对此负责，不需护理人员干预；护理人员则认为自己有权对不妥当的医嘱提出意见，医生不该拒绝。另外,当医生和护理人员对同一病人病情观察不一致时,或者当有经验的护理人员对缺乏经验的年轻医生的处理有异议时,都可能产生自主权争议。此时特别需要双方心平气和地通过沟通来取得一致。

3. 护理人员在医护关系沟通中的作用　通过有效的沟通以改善医务人员内部的关系,这固然不是护理人员单方面的责任,但护理人员可以在许多方面发挥主动而积极的作用。

(1)主动介绍:护理人员应主动介绍和宣传护理的专业特征,以得到其他医务人员的理解和支持。例如,社区护理在许多地区是刚刚起步,这就需要宣传介绍社区护理的特点。护理人员在日常工作交往中,也应随时与其他医务人员进行沟通,具体解释其特征和必要性,以免因其他医务人员不理解护理工作而发生关系紧张。

(2) 互尊互学:医护之间在沟通交往中,要相互尊重,以诚相待,使用礼貌语言,配以大方端庄的举止。护理人员在工作中既要遵从医嘱,完成治疗和护理工作,又不要盲目依赖医生,医护应该共同为病人服务,共同对病人负责。现代医学的飞速发展,对医疗和护理工作提出了更高的要求。由于受专业的限制,医疗与护理知识的范围、重点、深度是不同的。作为医生,应了解护理的进展情况;作为护理人员,不仅要掌握本专业的理论知识和技能,还要虚心向医生请教,从更深的理论视角把握疾病的诊疗过程,求得医疗、护理互相渗透、互相推动,促进医学科学的不断发展。

(3) 理解合作:护理人员与其他医务工作者是良好的合作伙伴,因此彼此要理解专业特点,主动配合他人的工作。如护士对医生的用药处置等应有一定的了解,以便对病人进行卫生宣教,或者解答病人提出的问题;在帮助病人进行有关化验检查时,就应了解这些检查的注意事项及其必要性,以便配合检查的实施并向病人解释。在发生争议时,要冷静理智地对待,分析原因,妥善处理,要善于进行自我心理调适,避免盲目冲动。切忌在病人面前与其他医务人员发生争论,更不应在病人面前议论医生或其他医务人员的是非长短,这些对医护患的沟通关系都是十分有害的。

总之,护理人员与其他医务人员的沟通,有赖于双方共同的知识水平、道德意识和相互的理解支持。护理人员应从病人利益出发,积极主动地与其他医务人员配合,共同出色地完成各项治疗护理任务。

(二)社区护士与社区卫生服务机构其他人员的关系

社区卫生服务机构内部包括上、下级之间和同级之间要相互沟通。社区卫生服务机构内部的良好协调与合作是搞好社区卫生服务工作的根本保证。

1. 上、下级之间的关系　作为社区卫生服务中心的主任,可通过不同层次的会议,将社区卫生服务的组织目标、规章制度和工作程序逐级传达清楚,并通过目标的分层分解,使每个职工都明确自己的职责与任务。各层次的上、下级之间经常沟通,使下级了解自己的工作与整个中心工作的关系,使上级掌握下级工作状况,并将评价反馈给下级,以改进其工作。如果考评是客观的,会对下级起到激励作用,下级的意见与建议可通过组织渠道向上反映,以不断完善中心的总目标。

目前,社区卫生服务中心的建设正处于由原来的地段医院向社区卫生服务中心转型的起步阶段。其服务功能、运行机制、管理模式和人才结构等都较原来发生较大的变化。这些都需要通过积极的上、下级沟通,使大家转变观念,统一认识,明确目标,为实现真正的转型而齐心协力工作。

社区卫生服务站作为社区卫生服务中心的派出机构，既要接受中心的直接领导与指导，还要将服务站的有关情况及时向社区卫生服务中心汇报与沟通，以得到社区卫生服务中心在行政、技术、人力和设施等方面的帮助与支持。

2.同级之间的关系　同级之间主要以平等沟通为主，包括社区卫生服务中心内部不同部门之间及部门内成员之间的相互沟通与交流。社区卫生服务应体现团队合作的精神。社区卫生服务机构要实现预防、医疗、保健、康复、健康教育和计划生育技术指导六位一体的功能，必须依靠各部门的充分合作与沟通，以及各类医务人员的相互学习、会诊、咨询与合作。

全科医生作为社区卫生服务的骨干，他们既有受全科医学教育培训的共同背景，也有各自的专长(原有的专科背景或以后的发展重点)。他们专、全结合的知识结构，能在团队中充分发挥各自的作用，提高社区卫生服务的总体水平。

社区护士在工作中作为社区卫生服务的主要力量，应与其他人员，包括公共卫生医生、医技和药剂人员、康复医生、心理医生及社会工作者等，加强彼此的沟通与协调，遇到问题互相讨论、协商与咨询。同时，各责人员之间要善于相互激励、欣赏与肯定，因为"称赞"是人际关系重要的润滑剂。另外，合理的分配制度、进修深造及事业发展的机会都可影响团队的凝聚力。社区健康服务团队的每个人员都能以快乐的心情和积极的态度投入工作时，将有助于带给病人满意而优质的医疗保健服务。

(三)社区护士与社区卫生服务机构以外人员的关系

社区护理的内容及对象决定社区护士在工作中不仅要与卫生保健人员密切合作，还要与社区居民、社区行政管理人员等相关人员密切协作。护士在社区卫生服务工作中，要积极寻求社区管理人员的支持。社区管理人员熟悉社区居民的卫生保健需求、生活和行为习惯、邻里及社会关系和社交范围等。再者，社区行政领导和管理人员在社区居民中有榜样的力量和行政领导权力。得到社区行政领导和管理人员的支持必将对社区卫生服务工作起到事半功倍的作用。护士在社区卫生服务工作中，要积极协调与行政管理者的关系，使得社区护理工作有机融入社区日常工作之中，可大大提高社区护理工作的效率和效果。

第二节　社区护理工作中的沟通技巧

一、沟通的概念和意义

国内外许多专家对沟通的概念进行了描述。1995年，波特(Potter)认为，沟通是指"在社会环境下的语言和非语言行为，它包括所有的被人们用来给予和接收信息的符号和线索"。此外，沟通还分别被定义为：所有的人们之间相互影响和分享信息的过程，两个或两个以上的人之间的思想交换、信息从一个人传递到另一个人的过程，以及分享或传递感情的过程等。概括起来讲，沟通是人与人之间交换意见、观点、情况或情感的过程。这一过程是通过语言和非语言行为来完成的。

对社区护理工作来说，沟通有着特殊的意义，它是社区护理实践中非常重要的内容。服务对象到健康服务机构来寻求帮助或者护士到社区主动为服务对象提供帮助时，护士运用所学的知识和技能为服务对象提供生理、心理、社会、精神和文化等全方位的帮助。护士只有运用良好的沟通交流技巧，才能取得服务对象的信任，从而获得与服务对象有关的全面的、有用的信息，进而为服务对象制订出适合个人特点的护理计划。

沟通交流是个不断发展的过程，它需要有一定的技巧，还需要不断的实践。作为一名护士，只有掌握了沟通的原则并能恰如其分地运用一些沟通技巧，才能与服务对象建立起良好的护患关系，最终帮助服务对象满足其恢复健康或保健的需要。

有效的沟通交流不仅是建立良好护患关系的前提，也是护士与其他医务人员，如医生、营养师、医技人员等之间顺利开展工作的基础。因此，对护士来说，学习沟通交流的知识和技巧对建立良好的人际关系以及提高护理质量有着十分重要的意义。

二、沟通过程的基本要素

一个完整的沟通过程是由下列 6 个基本要素构成的：

1. 沟通的场所或环境　是每个沟通互动过程中的重要因素。它不仅包括物理的场所，也包括沟通的时间和每个互动参与者的个人特征，如情绪、经历、知识水平等。

2. 信息的发出者　是指发出信息的人，也称为信息的来源。

3. 信息　是指信息发出者希望传达的思想、感情、意见和观点等。信息包括语言和非语言的行为以及这些行为所传递的所有影响。使用的语言、音调以及身体语言都是发出信息的途径。

4. 信息的接收者　是指信息传递的对象，即接收信息的人。

5. 途径　是指信息由一个人传递到另一个人所通过的渠道，是指信息传递的手段，如视觉、听觉和触觉途径。例如，信息发出者的面部表情的信息是通过视觉途径传递给信息接收者的；语言信息是通过听觉途径传递的；在交流时护士把手放在病人的肩上是使用触觉渠道把关切和安慰等信息传递给病人。

在护士与病人的沟通交流中，护士在传递信息时使用的途径越多，病人越能更好地理解这些信息。例如，护士准备指导一位乳腺癌术后的病人进行上肢的功能锻炼，如果护士能把语言讲解（听觉途径）和演示（视觉途径）两种方法结合起来使用，其效果就比仅用语言讲解好得多。

美国的护理专家罗杰斯（Rogers）于 1986 年曾做过一项科学研究，她的研究结果表明：一个人能记住其所听到的内容的 5%，记住其所读过的内容的 10%，记住其所见到的内容的 30%，记住其讨论过内容的 50%，记住其亲自做的事情的 75%，记住其教给别人所做事情的 90%。由此可见，在护士与病人的沟通交流中，护士应尽最大的努力使用多种沟通途径，以达到病人有效地接收信息从而促进健康的目的。

6. 反馈　即信息接收者对信息发出者的反应。对一位希望能与病人建立并维持良好的合作关系的护士而言，反馈非常重要和有价值。病人提供反馈有助于护士进一步理解病人的需求，澄清语意并确认护士对病人所表达的意思是否被准确理解了。只有当信息发出者所发出的信息和信息接受者所接受到的信息相同时，沟通才是最有效的。护士接收反馈可以获得有关病人经验体会的信息。这些信息十分必要，有助于护士制订护理计划和评价已给予病人的护理是否有效。

在护士与病人的沟通交流中，应重视反馈的作用，因为护患间的合作有赖于共同分享信息。

三、沟通交流的层次

鲍威尔(Powell)认为，沟通大致可以分为5个层次：①一般性交谈；②陈述事实的沟通；③分享个人的想法和判断；④分享感觉；⑤沟通的高峰。这5种沟通层次的主要差别在于一个人希望把他真正的感觉与别人分享的程度，而与别人分享感觉的程度又直接与彼此的信任程度有关。信任感越强，彼此分享感觉的程度就越高；反之，彼此分享感觉的程度就越低。

(一)一般性交谈

一般性交谈也称为陈词滥调式沟通，它是参与程度最差的沟通交流方式，也是彼此分享感觉最差的一种。在这个层次的沟通中，双方只是表达一些表面的、肤浅的、社会应酬性的话题，例如："您好吗？"、"我很好，谢谢！"、"今天的天气真好"等等。

一般性交谈可以让我们觉得有"安全感"，因为它不需要任何思考，而且还可以避免一些不期望发生的场面。

当护士与病人第一次见面时，在短时间内使用一般性的交谈会有助于打开陌生的局面和建立信任关系。然而，护患之间的沟通不能长时间地停留在这个层次上，它会影响病人说出有意义的信息。一位有技巧的护士会很快试图去鼓励病人与她交流更有意义的话题，而不是长时间地停留在低层次的沟通上。

(二)陈述事实的沟通

陈述事实的沟通是一种只罗列客观事实的说话方式，不加入个人意见或牵涉人与人之间的关系。例如："我今年40岁"、"昨天我做了B超检查"、"现在我的刀口仍然很疼"等等。这种沟通方式对于护士去了解服务对象是非常重要的。因此，如果护士发现服务对象需要以这个层次的方式沟通时，不要用语言或非语言的行为去阻止他，而应促使其能够多表达一些他希望与护士分享的信息。

(三)分享个人的想法和判断

比陈述事实高一层次的沟通是分享个人的想法和判断。当一个人开始以这种方式沟通时，说明他已经在建立相互关系的过程中有了信任感，因为这种沟通交流方式必须将自己的一些想法和判断说出来，并希望与对方分享。例如，病人可能向护士提出他对自己治疗上的一些意见和要求，在这种情况下，护士要对服务对象表示理解，绝不能表现出不赞同或嘲笑等行为，否则，病人将会隐瞒自己的真实想法，而只与护士进行一些表面性的沟通交流。

(四)分享感觉

当两个人在分享感觉的层次上进行沟通时，其中一个人会很愿意告诉对方他的信念以及对过去或现在一些事件的看法，他们将彼此分享感觉。这样的分享是有建设性的而且是健康的。然而这种沟通交流方式较难实现，只有在相互信任的基础上有了安全感时才容易做到。因此，护士应以真诚的态度和正确的移情来帮助服务对象建立信任感和安全感。

(五)沟通的高峰

沟通的高峰是指互动双方达到了一种短暂的、一致的感觉，或者不用对方说话就知道他的体验和感受。它是护患双方分享感觉程度最高的一种沟通交流方式，也是沟通交流所达到的最理想境界。沟通的高峰只需要短暂的时间即可完成。有时候，这种沟通交流方式在达到第四个沟通层次以后就自然地发生了。

上述5种沟通交流方式均有可能发生在护患间的治疗性关系中。在沟通交流过程中应重视让对方自如地选择其所希望采取的沟通交流方式，而不要强迫其不自然地进入更高层次的沟通交流方式。此外，护士也要经常地评估自己的沟通方式，这样有助于护士避免在治疗性的关系中因为其本身行为的不当而造成护患双方只停留在表面的、无意义的沟通层次上。

四、沟通交流的方式

在同一时间内护士可能使用几种类型的沟通交流方式。如果一个护士能根据所处的情景选择多种且适当的沟通交流方式，那么她与服务对象沟通的有效性将明显增加。沟通交流的方式有许多，但大致可分为两类，即语言性沟通和非语言性沟通。

（一）语言性沟通交流

1.定义　使用语言或文字进行的沟通称为语言性沟通交流。语言是用来传递信息的实际符号。只有当信息的发出者和接收者能够清楚地理解信息的内容，语言才有效。因此，为了达到有效的沟通，护士必须选用病人易懂的语言和文字与病人进行沟通交流，忌用病人难以理解的医学术语或医院常用的省略语。

2.语言性沟通交流的技巧　掌握一种语言也许并非难事，但要想恰如其分地使用一种语言却不很容易。语言沟通是护士与病人交流的基本手段，护士只有学会并灵活运用语言交流的技巧，才能有效地与病人沟通，达到预期目的。在语言沟通过程中，护士应经常在不同的语言沟通方式中对病人的语言进行义释、复述、澄清，从而达到语言沟通的效果。

(1)交谈技巧：通过交谈，护士可以向病人及家属传递健康知识或方法，领悟交流双方的情感和意愿，阐释对健康问题的理解和看法。在交谈过程中应注意：①交谈的内容要客观，有针对性；②交谈的语言要通俗易懂；③交谈的语速要适中，适当重复谈话内容；④交谈过程中护士要注意倾听；⑤交谈时的态度要诚恳。

(2)提问技巧：它在护患沟通中具有十分重要的作用，是护士收集信息与核实信息的主要手段。精于提问是一个有能力护士的基本功。提问分为封闭式提问与开放式提问两种。

①封闭式提问：是一种将病人的应答限制在一定范围内的提问，常用的句式有“怎么”、“什么”等。对封闭式提问，回答的选择性较小，一般只需要表示肯定或否定。它的优点在于护士可迅速获得所需要的信息，并快速、直接地作出应答；缺点是病人不能充分表达自己的想法和感受，信息收集的范围受到限制。

②开放式提问：它的范围较广，对病人的回答不加限制，可充分表达观点、意见、想法和感受。其优点是病人有较多的自主权，护士也能获得更多、更全面、更深入的信息；缺点是需要较长的时间，事先要做好计划。

(3)交谈中的语言技巧：沟通的基本工具是语言，而语言的外在表现是口语。在口头沟通中，沟通内容和交谈技巧起着主导的作用，然而，口语技巧也不能忽视。这些技巧体现在以下几方面：

①称呼语：护患间的称呼需要有一个大致的规范，称呼的选择要根据对方的身份、年龄、职业等关系而言，力求准确适当。护士切不可以床号代称呼。对儿童或青少年可以直呼其名，对年轻女子可称“小姐”，对中老年者可称“女士”或“先生”，对比较熟悉的病人也可以根据对方的职业或关系称“老师”、“师傅”、“经理”、“校长”、“阿姨”、“伯伯”等。同时，护士首次与病人交谈时，还要告诉病人如何称呼自己。

②避讳语：避讳语也是一种重要的交流用语，要恰当地使用避讳语，以免产生病人对护士的不信任、反感及厌恶心态。

③语言通俗：护士在与非本专业病人的交流中应尽量避免使用专业用语，对专业用语应加以调整，对必须出现的专业术语做一些适当的解释。

④方言与俚语：在以普通话为主要交流工具的今天，方言还有它的生命力。当护士不能用方言与病人进行沟通时，应寻求别人的帮助。

(4)书面沟通技巧：在语言沟通中，又分为口头语言沟通和书面语言沟通两类。前面介绍的交谈属于口头语言(有声语言)沟通。而书面语言是用来标记有声语言的一种文字符号，是对有声语言的一种从“可听性”向“可视性”的延伸和扩展。在间接交往中，一般多采用书面语言进行沟通。书面语言不仅能使个人获得他人的知识经验，而且扩大了人们交流的范围，还能帮助人们更全面地了解和认识世界。

在社区护理工作中，采用书面语言进行沟通可强化口头语言沟通的效果。书面语言虽然不如交谈直截了当，简便易行，但是利用书写和阅读进行沟通可以不受时间和空间的条件限制，书写时可以充分考虑语言选择的恰当性，斟字酌句，能更为详尽地、准确丰富地表达叙述者的意见和情感。另外，书面语言保存时间长，可广泛而永久地流传。书面交流是语言、表情和体态交流的进一步完善和发展。书面交流有多种多样的形式，如网络、墙报、标语、图书、展览、宣传手册等。书面交流要以一定的文化作基础，病人必须有相近的文化水平，才会使书面交流得以进行，并获得预期的效果。

语言性沟通的技巧还要注意以下几个方面：

(1)通俗易懂：如果信息的接收者不能理解信息发出者所传递的信息，那么沟通便是无效的。医生和护士在工作中经常会用到一些专业术语，如果护士用术语与病人交流，病人就可能无法从护士那里得到必要的信息。所以，护士在与病人沟通交流时，要了解病人的情况，选用合适的、病人能理解的词语。

(2)语速：如果护士能以适当的语速与病人沟通交流，会使语言性沟通更容易成功。使用快速的言语、不恰当的停顿或者过于审慎的谈话都可能传递一些“非故意”的信息，会让病人产生误解，感到护士可能故意隐瞒了某种事实。请看下面的例子：

病人：“王护士，我是否患了癌症?”

护士：“(停顿) 不知道，不过，我敢肯定，如果医生发现了 (长时间的停顿)，他会告诉你的。”

在上述的例子中，护士的做法可使病人更认为自己的怀疑没有错。

为了防止引起误会，我们应避免不恰当地使用停顿。但当护士要强调某个问题并且需要给病人一定的时间去考虑和理解护士所表达的内容时，则可以使用停顿。

护士在与病人交流时，说话不能太快，因为语速过快会影响语言的清晰度和有效性，影响病人对护患沟通交流的满意程度。

(3)语调、声调:说话者的语调可以影响信息的含义,从而影响沟通的效果。一个简单问题的陈述,凭借语调便可以表达热情、关心和愤怒等情感。情绪因素可以直接影响说话的语调。所以护士应时刻注意调整自己的情绪状态,避免因自己不佳的情绪状态影响了说话的语调,从而传递一些"非故意"的信息。

如果病人感到来自护士的语调是不耐烦的、冷漠的或粗暴的,便会阻碍护患间的有效沟通。同样,病人说话的语调也可以为护士提供一些重要的线索,如病人的情绪和健康状态等。

(4)幽默:幽默可以促进人的健康。"笑是最好的药物"道出了幽默对人体健康的妙用。护士恰当地使用幽默的语言可以帮助病人调整由于疾病所产生的压力,幽默技巧的使用则可以帮助服务对象释放其情绪上的紧张感,更好地协调护患关系。

(5)清晰和简洁:有效的沟通交流必须是简单、简短和重点突出的。使用简短的语言和直接地表达思想的词句可以使语言更简洁,并有助于减少混淆。

另外,节奏适宜地说话和清晰地发音可以使交流更有效;举例说明可以使某种解释更容易被理解。

(6)时间、地点和话题的相关性的选择:时间、地点的选择对信息的接收是尤为重要的。即使信息是重要的,但如果没有选择合适的时间、地点传递此信息,同样可以妨碍信息的有效接收。因此,护士必须选择适当的时间、地点与服务对象沟通。通常最佳的交流时间是服务对象表示出有兴趣与护士交流的时候。在谈话之前,护士最好先与服务对象协商一下,以选择最佳的交流时间、地点。护士可以问病人一个简单的问题,如"您现在是否愿意和我一起谈谈有关您下一步检查的问题?"这样护士可以避免浪费时间和精力。

病人大多愿意和护士交谈关系密切的话题。例如,对一个第二天将做CT检查的病人,护士与其讨论吸烟的危害就不如与他讨论一下CT检查前后应注意的事项,因为后一个话题和病人的关系更密切。

(二)非语言性沟通交流

1. 非语言沟通的概念及重要性　不使用词语的信息交流称为非语言性沟通交流。它可以是伴随语言性沟通交流所发生的一些非语言性的表达方式和情况。一般认为,非语言性沟通交流是一个人真实感情更准确的流露,因为一个人有时很难控制自己的非语言反应。比如,一个人痛哭流涕、捶胸顿足,表示难过与悲痛;眉开眼笑、手舞足蹈,表示兴奋和快乐。再如,宴席上主人频频举杯敬酒是对客人的尊敬与欢迎;久别的朋友相见时紧紧拥抱,表示两人深厚的情谊。这些非语言行为又称体态语、身势语、身体语言、动作语言、无声语言等。这些非语言行为具有增强有声语言表达力和感染力的重要作用。美国研究非语言沟通的心理学家艾伯特·梅热比曾提出这样一个公式:

信息接受的全部效果=语言(7%)+表情(55%)+语调(38%)

以上公式证明,在人类沟通中互动双方所获得的信息有很大部分来自非语言沟通。它具有语言所不能替代的功能。

在社区护理工作中,非语言交流显得更为重要。护理人员要善于观察和理解病人的非语言行为反应，可以从病人的面部表情和身体姿势等洞察他们的内心感受，获得真实的信息。在某些情况下，非语言交流是获得信息的重要方法。如失语的病人，不能用语言向医护人员表达他的痛苦，而只能依靠表情、姿势来表达。婴儿不会与护理人员进行语言交流，说出他们的需要，而有经验的护理人员常常可以从婴儿的表情、动作，特别是啼哭声调的高低、节奏的快慢、音量的大小，来判断患儿是否出现某些病情变化或有生理需要。

在医护人员的相互交往中，对非语言信号的关注也有重要意义。医护人员由于工作繁忙，没有过多的时间进行交谈，如抢救病人时，医护人员之间常常是通过快速交换目光或点头示意等表情动作进行沟通的，以使抢救工作配合默契、有条不紊。因此，非语言沟通是护理人员获取信息的重要途径。

2.非语言沟通的种类　非语言性沟通交流包括许多方面：

(1)仪表：当两个人见面时，一个人的外表是首先被对方所关注的。据报道，84%的人对另一个人的第一印象是基于他的外表。

病人的着装和修饰可以为护士提供一些线索，如社会地位、身体健康状况、婚姻状况、职业、文化及宗教信仰等。护士的仪表同样会影响病人对护士的感知。所以，护士必须时刻注意自己的仪表。

(2)姿势和步态：身体的姿势和步态可以反映一个人的情绪状态、身体健康状况和自我概念。直立的姿势和快速的有目的的步态可以反映一个人很有自信并且感觉健康良好；垂头弯腰的姿势和缓慢地拖着脚走表示一个人情绪低落、身体不舒服或对周围的事情不感兴趣；向前倾斜或朝向某人表示集中注意力；向后倾斜、放松的姿势说明一个人对某事情不感兴趣。

护士可以通过观察病人的姿势和步态来收集有用的信息。某些疾病可有特殊的姿势，比如角弓反张是破伤风的典型症状之一。此外，步态也可以受某些因素如疼痛、用药、骨折以及情绪抑郁等影响而改变。

姿势和步态不能作为诊断和分析的惟一依据，但可以为护士提供与病人健康有关的一些重要线索。

(3)表情：面部表情是沟通交流中最丰富的内容，其他的身体语言可能无法与之相比。面部表情是一种共同的语言。精神病学家发现，不同国家、不同文化的人们的面部表情所表达的感受和态度是相似的。有研究显示，人的面部可以展示6种主要的情绪：惊奇、害怕、生气、高兴、悲哀和厌恶。信息接收者常可根据对方的面部表情做出判断。面部表情可以表现一个人真正的情绪，也可以与真实的情绪相矛盾，有时还可以掩饰某种真正的情绪。由于面部表情的多样化，其表达出的意思有时很难判断。当面部表情不能够清楚地表达信息时，语言性的反馈可以帮助寻找信息发出者想要表达的真实思想。

一个人面部表情如何，自己很难知道，而且控制面部表情有时也非常困难。护士应该意识到自己面部表情的重要性，并且尽可能去控制那些容易引起误解或影响护患关系的表情，如不喜欢、厌恶、敌意等，因为病人时常会仔细观察护士的面部表情，并将它与自己的需要或焦虑相联系。当护士与病人交谈时，特别是当病人问及护士某些尴尬的问题时(如，病人问护士：我是不是活不了几天了)，即使最轻微的面部表情变化都能够表达出护士的真实感情，它将对病人产生很大的影响。当然，护士也可以从病人的面部表情了解到病人的状况，如病人担忧时可能会出现皱眉;病人恐惧时脸上可能会显得很焦虑、恐慌;疼痛的病人会出现非常痛苦的面部表情等。

(4)目光的接触:目光的接触通常是希望交流的信号,是面部表情中非常重要的部分。在交流期间,通过保持目光的接触,可以表示尊重对方并愿意去听对方的讲述;在交流过程中,如果缺乏目光的接触,则表示焦虑、厌倦、不舒服、缺乏自信或者有戒心。另外,目光接触的水平影响着沟通交流的结果。最理想的情况是护士坐在病人的对面,保持双方的眼睛在同一水平上,这样可以体现护患间的平等关系,同时也能表示出护士对病人的尊重。护士应该避免向下看病人,因为它会使病人对护士产生居高临下的感觉。

(5)手势:人们常常不注意自己的手势,但它却在表达思想和感情方面起了重要的作用。手势可以用来强调、加强或澄清语言信息。有时候手势和其他非语言行为结合起来可以替代语言信息。例如,热情的手势请别人坐下,会使他人感到很轻松、不紧张。

(6)触摸:触摸是一种无声的语言,是一种很有效的沟通方式。触摸可以表达关心、体贴、理解、安慰和支持。触摸还有其他的意义,它常受家庭、宗教信仰、社会阶层、文化等多方面因素的影响。此外,年龄和性别在触摸的意义上也起着一定的作用。触摸表达非常个体化的行为,对不同的人具有不同的含义。在专业范围内,审慎地、有选择地使用触摸对沟通交流还是有促进作用的。例如,当病人焦虑害怕时,护士可以紧紧地握住病人的手,这样可以传递一种信息,即护士能够理解病人的处境和心理,并且希望去帮助他;如果护士抱起一个正在大声哭闹的患儿,并用手轻轻地拍他,会使患儿有一种安全感,同时也能传递一种爱的情感;当护士把手轻轻地放在发烧病人的前额上,会使病人感到护士在关心他;当一个病人情绪不佳时,护士还可以应用触摸使病人安静下来。

总之,非语言性沟通交流有时是无意识的,它不像语言性沟通交流可以更有意识地控制词语的选择,所以,非语言行为比语言行为更具有真实性。非语言性沟通交流和语言性沟通交流是相互联系的。非语言的信息可以帮助人们判断语言信息的可信度,而非语言的暗示也可以增加语言信息的含义。有时,语言信息和非语言信息会出现不一致的情况,即两者传递不同的甚至矛盾的意思。在这种情况下,通常非语言的行为更能准确地表达说话者的真实感情。非语言信息有时是含糊不清的,因文化的差异,其表达的含义也有所不同,甚至可能会发生错误。此时,应鼓励病人将其非语言的信息用语言表达出来。

五、影响沟通交流的因素

沟通交流的有效性受许多因素的影响,概括起来主要有两大类:

(一)主观因素

1.心理因素　情绪是一种主观感觉,如生气、焦虑、兴奋、紧张、敌对和悲伤等。社区护士应该有敏锐的观察力,及时发现病人所隐藏的感情和情绪,这些对沟通交流的过程将产生有意义的影响。护士还要学会控制自己的情绪,以确保自己的情绪不妨碍与病人的沟通交流。

2.生理因素　身体的因素包括疲倦、生病、言语障碍、耳聋、疼痛等。这些因素可能影响信息的传递和接收。

3.感知的敏锐性　感知是一个人对待发生于周围环境中事件的观点。每个人对事物的感觉、解释和理解都是不同的。感知的不同可以阻碍有效的沟通交流。一个人对事物的感知受其个人经历的影响。由多年积累的生活经历所形成的感知是很难改变的。

4.社会价值观　价值观反映一个人在生活中把什么看作是最重要的。不同的经历和不同的期望会导致不同的价值观。价值观既影响人们表达其思想、感情和意见的方式，也影响人们对其他人的思想、感情和意见的理解。

5. 性别　男女的交流的风格是有差异的。男女之间沟通交流时要注意文化和伦理因素对沟通交流的影响。

6.教育背景　知识是生长发育、教育、环境以及社会文化因素的产物。知识水平的差异常使沟通产生困难。因此，护士在与病人进行沟通交流时应使用通俗易懂的大众化语言。

个人方面的因素可能会限制一个人在沟通交流中的感受，从而使信息在传递过程中有可能被改变或扭曲，妨碍信息传递的清晰度和正确性。

（二）客观因素

1. 声音干扰　安静的环境会使沟通更有效。护士在与病人进行沟通交流前一定要排除一切噪声源，为护患双方创造一个安静的环境，以增强沟通交流的效果。

2. 隐私的保护　在护患沟通交流中，很可能会涉及病人的一些隐私，因此，医护人员应注意环境的隐秘。病人在向护士讲述他们的隐私时不希望被其他人比如同室病友、医生或其他护理人员，甚至包括病人的家属听见，因此，此时不应有其他人在场。同时，护士还要做出肯定的职业性承诺，保护其隐私，并说明保护隐私其是职业道德规范，使病人有安全感。

3. 沟通的距离　在社会交往中，人们无意识或有意识地保持一定的距离。当个人的空间与领域受到限制和威胁时，人们会产生防御性反应，从而会减低沟通交流的有效性。美国心理学家霍尔(E. T. Hall)1959 年在其经典著作《无声的语言》一书中，将人际沟通中的距离划分为以下 4 个层次：

(1)亲密距离：交流双方距离小于 50cm。一般只有感情非常亲密的双方才会进入这个距离。在此距离谈话常是低声的或者是耳语，话题往往非常私人化，而且也包括身体接触。这是一种知心密友、父母与子女之间或夫妻、情人之间的距离。如果不具备这种关系的人无缘无故进入这种距离，便会造成“个人空间的侵犯”，会使人不愉快。在医疗护理工作中，某些护理操作必须进入亲密距离方能进行，如护理查体、口腔护理、皮肤护理等等，此时应向病人解释或说明，使病人有所准备并配合，避免病人产生紧张不安或不适感。

在进行医疗用房设计时，也应考虑到病人的空间需要，否则病人在原本陌生的环境中不能建立或保护自己的个人空间，心理压力会大大增加。例如，病房的床位如紧挨在一起，互不相识的病人坐在床边时脚碰脚；躺在床上时也会被另一个人的呼吸声扰得不能安睡；而当两个人目光相遇时，发现自己与别人挨得这么近躺着，浑身会有说不出的不自在。合理的做法应该是，尽可能利用病房的空间，加大床位间隔。

(2)个人距离：交流双方距离以 50cm～1.2m 为宜。这也是比较亲近的交谈距离，适用于亲朋好友之间的交谈。在医疗护理中，护患交流，护士了解病情或向病人解释某项操作时，常采用这个距离，以表示关切、爱护，也便于病人能听得更清楚。这种距离使护患双方都感到自然舒适，又不至于产生某种程度的亲密感。

(3)社会距离：交流双方距离以 1.3～4m 为宜。这是正式社交或公务活动中常用的距离。此时双方已从握手的距离拉开，惟一的接触是目光的接触。说话的音量应中等或略响，以使对方听清楚为宜。

在医疗护理工作中，医护人员站在病房门口与病人说话或交代某事时及在查房中站着与病人对话时，常用此距离。医护人员一起工作时，如讨论病案、交接班等也常用此距离。

(4)公众距离：交流双方距离大于4m。这是人们在较大的公共场合所保持的距离，常出现在做报告、发表学术演讲等场合。此时，一人面对多人讲话，声音响亮，非语言行为如手势、姿态也比较夸张。距离的加大使人们已不能用正常的说话语调来进行个人性质的谈话，同时也使视觉的精确性下降，因此这个距离不适合进行个人交谈沟通。

正确理解和应用沟通距离，可帮助护理人员做好护患沟通，融洽护患关系。

六、促进有效沟通交流的技巧

促进有效沟通交流的技巧有很多，在社区护理工作中，我们常借鉴心理学的方法，采用综合性的沟通交流的技巧，介绍如下：

(一)有准备的会谈

会谈是护理程序的基本组成部分，是收集服务对象健康资料的重要方法。会谈和一般的社交谈话不同，它是介于双方的有目的、高度专业化的相互沟通交流。

1.会谈的目的

(1)建立并维持一种积极的、开放性的护患间关系。

(2)收集个人、家庭和社区的健康资料。

(3)向服务对象提供信息和指导，如对病人的健康教育等。

(4)增加观察服务对象的行为及非语言性沟通交流的机会。

(5)和服务对象讨论已经确认的护理问题。

(6)护士与服务对象之间制定一个共同期望的、目标清楚的护理计划。

2.会谈的种类　会谈可分为寻找问题和解决问题两种形式。寻找问题式的会谈是为了收集资料以发现问题，而解决问题式的会谈则是针对某一个已经确认的特殊问题进行交谈。在后一种情况下，护士可以设法了解服务对象更多的问题，以及如何为服务对象解决这些问题。

会谈时也可以提出有方向的封闭式询问和没有方向的开放式问题。有方向的询问是指护士用已经准备好的问题来问病人，这些问题通常是以“是”或“否”来回答。有方向的会谈对于获得一些基本的资料是有用的，例如年龄、婚姻状况、过去是否住过院或做过手术等。在使用这种方式会谈时，病人是被动的角色，而护士则是主动的、有权威性的角色。开放式询问是护患之间的一种经常性的讨论。这时，病人在会谈过程中是一主动的角色，而护士的主要工作是提供主题及引导会谈。无方向的开放式问题通常范围比较广泛，例如“请您告诉我这次是什么原因住进医院的?”。此外，它也可以收集有关感觉、关系以及态度方面的资料。这种询问方式的优点是对病人没有暗示性，可让病人谈出更真实的情况。

3.会谈的阶段　会谈可分为4个阶段：

(1)准备及计划阶段：会谈是一种有目的、有目标的交谈。为了会谈的成功，护士在每次交谈前都应该进行细致周到的准备，即应该先知道会谈的对象是谁，为什么需要进行这次会谈及涉及的内容是什么。明确了上述问题后，护士可以做以下一些准备：

①选择合适的会谈时间：根据会谈的性质和目的，计划会谈时间的长短。根据病人的病情以及入院时间选择会谈时间，一般选择护患双方均感到方便的时间进行会谈。

②制定目标及书写会谈提纲；首先以书面形式拟定会谈的目的或目标，然后根据目标写出会谈提纲，即列出准备询问病人的问题及达到的目的，以引导会谈向正确的方向发展，使护患双方的交谈能始终集中在主要问题上。

③复习病人的资料：阅读病人的病历，以了解病人现在和过去的病史。必要时可向其他健康服务人员询问有关病人的健康资料。

④病人的准备工作：根据病人的身体状况，如有无不舒适、是否口渴、是否需要上厕所等，做好准备。此外，需病人做好心理上的准备。

⑤环境的准备：首先，要保证环境安静，减少环境中影响病人注意力的因素，如关掉收音机和电视机等。其次，要为病人提供“隐蔽性的环境”，如关上门或挡好床旁屏风。可能的话，最好要求其他的人离开会谈的地方。再者，会谈期间应避免进行治疗和护理活动，同时也要谢绝会客。

⑥护士的自身准备：护士在会谈前要做好身体上和心理上的准备。护士应衣着朴素大方，举止稳重、端庄，态度和蔼，言谈得体，让病人产生信任感。

(2)开始会谈：病人对护士的第一印象会深深地影响会谈的结果。如果护士在会谈之初即营造和谐的气氛，并给病人一个良好的印象，就会使病人敞开自己的思想坦率地沟通自己的想法，使会谈顺利地进行。

真诚的询问、关心病人可以使会谈比较容易开始。首先，护士应尊重地称呼病人，并把自己介绍给病人。此外，应向病人解释：①这次会谈的目的；②这次会谈大致需要的时间；③会谈中收集的资料是用于制订护理计划；④在会谈过程中，病人如何获得最大的帮助，并应特别强调在谈话过程中病人可以提出问题及澄清疑惑。

护士可以从一般性的问题，如“你今天精神很好，感觉怎样”开始会谈，等到病人已经放松并且持接受态度时，护士就可以正式开始会谈了。

(3)会谈的进行：随着会谈的进行，护士的任务是把谈话引向既定的重点上。护士在会谈中应始终把握三个重点：围绕着社区、家庭和个人的健康问题；交谈对方的反应；非语言性的沟通表达。

(4)结束会谈：为了使会谈圆满成功，护士在结束谈话时应注意以下几个问题：

①告诉对方会谈快要结束了。

②询问对方还有什么补充，这样可以弥补护士没有想到的问题。

③在会谈即将结束的时候不要再交谈其他新的内容。如果对方提出新的问题，则可另约时间。按预定计划结束会谈是很重要的，因为如果你有其他的事要做而会谈还未结束的话，你可能会表现出注意力不集中、疏忽甚至烦躁不安。这些表现会影响你与病人今后的交谈。

④护士可以告诉病人，由于他的合作，你已经获得很多有关健康方面的资料，这些资料对制订下一步护理计划非常有益。

⑤最好在会谈结束前将谈话的内容做一个总结。在总结过程中，通过观察病人的表情

可以验证一下总结是否恰当。

⑥会谈结束时，护士可以告诉病人未来的护理计划。

⑦会谈结束时，可为下一次会谈做准备。例如，护士可对病人说："还有两天你就要动手术了，您好像很关心有关您手术的事。请您将要问的所有问题写在纸上，明天早上我过来看您时，再一起讨论。"

4.会谈的记录　在会谈过程中，准确地记录是一项非常重要的工作。记录时可应用以下技巧：

(1)告诉病人，在交谈过程中要记下一些资料，所记的资料是用来制订护理计划的。

(2)在会谈中尽可能记下病人所提供的资料，不要有疏漏或不准确。

(3)要一边记录一边仔细地聆听，不要只顾记录而不听病人讲述，否则会让病人感到你不关心他所讲的内容。

(4)记录要有重点，不必逐字逐句地记。

(5)交谈记录应妥善放置，仅供医务人员参考。

(二)倾听的技巧

倾听并不只是听到别人所说的话而已，还应注意其声调、频率、措词、面部表情、身体姿势等非语言行为。护士通过听其言和观其行而获得较全面的信息。倾听需要护士忘掉自己，完全投入地去考虑病人以及病人所说的话，即倾听是把"整个人"参与进去，并且去了解沟通中所传达的"所有信息"。倾听需要护士集中注意力去分类整理和核实一些线索，以便更好地理解病人想要表达的真正含义。

1.一般性交流　要做一位有效的倾听者，护士应该做到：

(1)要准备花时间去听病人所说的话。有条件的话，最好坐下来与病人交谈，表示你愿意倾听他说话。

(2)学会在沟通交流中集中注意力。

(3)不要打断对方的谈话或不恰当地改变话题。

(4)不要急着做判断。

(5)不要因对方说话的速度过快、过慢和发音不准确而分散注意力。

(6)可以采用适当的表情和姿势，如面对病人和适时的目光接触，表示你把注意力放在对方的说话上。

(7)注意病人的非语言行为。

(8)仔细体会"弦外音"，以了解对方的主要意思和真实内容。

2.护理范围内的特殊倾听技巧

(1)参与：就是全身心的倾听，并且把对方所表达的内容在内心认真考虑和判断，并做出反应。我们可以这样表达：

①坐下来，与病人保持适宜的距离。

②保持一种放松的、舒适的姿势。

③身体稍向对方倾斜。

④与病人保持目光接触。

⑤避免注意力不集中的姿势，如在交流过程中不时地看表或表现出坐立不安。

⑥避免中途打断话题或改变话题。

⑦可以对对方所说的话给予相关的评论。

⑧轻声说“是”、“嗯”或点头等表示你正在全神贯注地听并鼓励病人继续说下去。得到了护士的注意，病人会很愿意地表达出他的想法和感受。

(2)核实：就是证实自己的感觉，是一种获得或给予反馈的方法。它包括仔细聆听并观察病人的非语言行为，试着去了解它的意思以及询问对方自己所听到的或观察到的信息是否准确。护士确认自己感觉的主要方法有4种：

①复述：是把病人所说的话再重复说一次。复述是一种不加任何判断的重复。通过这种方法，护士可以帮助病人再检查一下他所说的话。使用这种方法时，应注意不要对病人所说的话做判断。

②改述：也称做意译，是护士将病人所说的话用不同的说法说出来，即将病人的言外之意加以说出。改述时要注意保持原句的意思以及应该重复对方所说的重点。

③澄清：是核对自己感觉的另一种方法，是将一些模棱两可、含糊不清和不完整的陈述弄清楚。澄清包括对一些常见的字词，如大、小、许多、一些、有几分、通常、经常、多数、很少等进行澄清，其他还包括对一个人具有个别意义描述的词句，如“我的胃不舒服”、“我心里觉得别扭”、“我感觉不太好”等进行澄清。澄清常用的词句有：“您的意思是不是……”“我并不十分了解，您是不是告诉我……”等。

④总结：是用简单、概括的话将病人的叙述重复一遍以核实自己的感觉。例如，病人对护士说：“去年住院时，我经历了很多痛苦。手术后我疼得很厉害，每次活动的时候，我都觉得伤口快要裂开了。我不敢想象还要动另外一次手术。我真想告诉医生不要再提到手术了。”护士总结道：“去年住院时，您因手术遭受了很多痛苦，您现在的感觉是您几乎无法再忍受第二次手术了。”

在总结时，护士应注意留有一定的停顿时间，以便让病人进行纠正、修改、补充和明确一些问题。

(3)反映：包括答复或重复对方的语言和非语言的内容，使对方可以重新评价一下他所说的话。例如，病人对护士说：“医生告诉我，我的胃部长了肿瘤。我想知道这是否意味着我就要死了”。护士说：“医生是否未向您解释清楚什么是‘肿瘤’，您不知道经过医疗能否治好您的疾病。”护士的反应可使病人知道护士想要了解他。此外，护士可以通过聆听病人的叙述或观察病人对自己的看法来澄清一些问题。

能准确地反映出自己对于一个人的感觉需要一定的技巧：

①仔细聆听。

②观察病人因不安、生气、抑郁以及其他情绪反应而表现在非语言上的征象。

③选择能够简明表达意思和感觉的字句，如“换句话说……”“您看起来好像感觉……”“您的想法是……”“您好像相信……”等等。

同样，在反映之后，护士应留有一定的停顿时间，以便让病人告诉你是否你准确地理解了他的意思。

(三)讲演的技巧

讲演是在一定的场合，面对多数听众，运用声音态势，将事前构思的有组织、有计划的题材陈述出来，以求达到预期目的的一种语言技术。讲演主要用于健康知识讲座。主要技巧有：

1. 讲演前做好充分准备　讲演时力求口齿清晰、语言流畅、生动活泼、用语贴切、层次分明、音量适中、声调有变化、避免口头语。

2. 态度自然大方，从容不迫　即表情适度，内容切合，目光温和自然、注意巡视全场，多与听众有眼神的接触和交流，举止文雅，服装整洁。

3. 讲演过程中要善于应用板书、幻灯等教学工具辅助教学，注意抓住听众注意力，应用提问和答疑等形式活跃讲演气氛。

（周　莹）

第四章　护理伦理及相关的法律、法规

第一节　护 理 伦 理

一、护理伦理原则

伦理学是一门研究社会道德现象的本质、根源、特点、功能、作用及其发展规律的科学。护理伦理即制约护理行为的一系列道德原则，它是用来制约医疗活动的道德行为。由于社区卫生服务工作的特殊性，经常会遇到许多意想不到的伦理学问题。社区护士在提供各种护理服务时，必须以护理伦理原则指导自己的言行。目前，常用的护理伦理原则为自主原则、行善原则、不伤害原则和公正原则。这四项基本原则不仅适用于医疗机构护理，也适用于社区护理。

（一）自主原则

所谓的自主原则，就是要求护理人员将具备自主能力的护理对象视为一个自主的人，尊重其自主的选择及决定的权利。具体到社区护理工作中，自主原则主要要求社区护士做到以下 3 点：

1.尊重护理对象　社区护士应在尊重每一个护理对象的基础上，向他们提供各种社区护理服务。社区护士在向护理对象提供服务时，要用尊称、敬语招呼、问候、请求配合。社区护士不能使用不礼貌的称呼，更不能用命令式语言；绝不能因护理对象某种心理或生理的缺陷而加以取笑；绝不能因护理对象处于弥留之际或已经死亡而心存藐视；绝不能因护理对象对病情或医学知识的贫乏而讽刺、挖苦；绝不能利用工作之便，在护理对象痛苦、危难之际以护理服务作为交换，谋取个人利益。

2.维护护理对象的自主权利　社区护士在尊重护理对象的同时，还要尊重、维护他的自主权利。对具备自主能力的社区居民，社区护士在提供各种护理服务时，应向他们提供有关信息或资料，如某些治疗护理的目的及利弊等等，由护理对象自己做出选择或决定。例如，当社区护士在为老年护理对象提供护理服务时，可能因工作紧张，加之老年人听力、表达力及理解力差而表现出急躁，甚至不礼貌的态度；对护理对象提出的问题，缺乏耐心解释，甚至拒绝解释；在提供护理服务前，以家属或自己的决定代替护理对象的意见。这些现象均违背自主原则，是对护理对象的自主权利不尊重的表现。

3.保护护理对象的隐私　社区护理工作的性质及特点要求社区护士与社区居民建立一种密切、融洽的关系。伴随这种密切关系的建立，社区护士应特别注意保护护理对象的隐私，如病情、经济状况、家庭关系等等。例如，社区护士在对护理对象评估时，可能会了解到护理对象的一些家庭问题，如夫妻关系、婆媳关系等等。如果社区护士有意或无意地将这些事情透露给社区其他医护人员，或者当作茶余饭后闲谈的题材在社区内传播，这不仅会破坏社区护士与护理对象之间的密切关系，还会严重破坏护理对象的家庭关系，伤害护理对象的身心健康。因此，社区护士一定要对护理对象的隐私严格保密，绝不能利用自己的身份及工作之便泄漏护理对象的隐私。

（二）行善原则

所谓的行善原则，主要是要求护理人员为护理对象提供有益于身心健康的服务，同时预防伤害，去除伤害及受伤害的危险。在社区护理工作中，社区护士应特别注意以下两点：

1. 对护理对象益处及伤害的权衡　社区护士在决定护理服务的内容、次序及相应的替代服务时，应在认真权衡该护理服务对护理对象或其他社区居民带来的利弊之后做出决定。

2. 对护理对象收益及支出的权衡　社区护士在为护理对象提供服务时，应考虑到护理对象的经济承受能力，不应一味追求经济效益或工作的方便。对一些经济状况不佳的护理对象，应在满足其健康服务的同时尽可能为其节省费用。

（三）不伤害原则

所谓的不伤害原则，主要要求护理人员不做伤害他人，特别是护理对象的事，包括不可杀害。在社区护理工作中，社区护士应注意以下两点：

1. 社区护士在工作中要细心谨慎，不应因自己的粗心、过失造成护理对象身心的伤害。社区护士应对自己的言行负责。

2. 社区护士不仅要竭尽全力地为护理对象服务，还要确保护理对象的安全，采取有效措施，防止自杀、事故及意外的发生。

（四）公正原则

所谓的公正原则，主要是要求护理人员以公平合理的处事态度对待护理对象及相关者。在社区护理工作中，社区护士应在提供护理服务的程序上及医疗、护理服务资源的分配上做到公正合理。

护理对象包括不同的“人”，他们在民族、信仰、性别、年龄、地位、财富、权利、文化、修养、个性等方面可能不同，但他们都有享受健康、接受护理服务的权利，而且他们对护理服务的需求可能是相同的。因此，社区护士在提供护理服务时，绝不能受护理对象的社会、经济、个人属性或健康问题性质的影响，应对他们一视同仁、平等对待。

二、社区中常见的伦理问题

为了做好社区护理工作，社区护士必须以护理伦理原则作为社区护理工作的指南，审慎地处理好各种问题和矛盾，为社区居民提供高质量的护理服务。在实际工作中，社区护士与病人及其家庭接触最频繁、最直接，随时都有可能遇到无法回避的伦理学或道德问题。因此，社区护士有必要了解社区常见的护理伦理问题，在妥善解决好伦理学问题的同时，保护自身的权益，避免陷入难堪的医疗及道德纠纷之中。

（一）计划生育工作中的伦理学问题

我国的计划生育就是根据国民经济和社会的发展，有计划地调节人口出生率，使人口的出生率与经济和社会发展相适应，与资源利用、生态平衡和保护相协调。我国现行的计划生育政策是：提倡晚婚晚育、少生优生；一对夫妇只生育一个孩子。

在计划生育工作中，涉及的伦理道德主要有人们的生命观、生育观和人口观。作为一名社区护士，必须把握的几项道德规范是：加强计划生育宣传，改善工作作风；严格技术操作，保证节育效果；提高技术指导，增强服务观念；执行国家政策，落实计划生育。

性别测定中的道德：随着医学科学技术的进步，在妊娠早、中期测定胎儿的性别已完全可能，但这仅限于医学需要。在现实生活中，有的人由于“传宗接代”等封建思想作祟，借助现代医学手段，对预知的女性胎儿做人工流产或引产，这是极不道德的行为。我国已明令禁止非医学需要而进行胎儿性别鉴定的行为。

不孕不育症治疗中的道德：应努力帮助受孕困难的夫妇，而不能为了完成计划生育指标而忽视或剥夺这些夫妇的正当权利，影响其夫妻生活和家庭幸福。

优生的伦理学问题：我国婚姻法第二章第六条规定：“有下列情况之一者，禁止结婚：①直系血亲和三代以内的旁系血亲；②患麻风病未经治愈或患其他医学上认为不应当结婚的疾病。”优生的问题主要涉及因父母的原因而可能明显影响到下一代生命质量的问题，如：①有严重遗传疾病的人；②严重精神分裂症病人；③重度智力低下者；④近亲婚配者；⑤高龄父母。社区护士应根据有关的法律条文和当地政府的有关规定，对以上夫妇进行劝说、制止，并及时与有关部门取得联系。

（二）性病防治中的伦理学问题

性病多数是由不洁性交引起的，往往涉及个人性行为方面的隐私。作为社区护士，一定要正确对待性病病人和性病防治工作，不能鄙视病人，或态度冷漠、应付了事，要以高度的社会责任感和对病人负责的工作态度积极诊治，千方百计地解除病人疾苦，有效防止性病蔓延；协助公安机关查找传染源，以利于性病的防治；要与性病病人建立真诚的护患信任关系，自觉保守病人的秘密；注意心理疏导、预防措施和药物治疗并举。

（三）安乐死的伦理学问题

安乐死问题是一个涉及医学、法学、社会学、文化、政治、伦理、道德、风俗习惯等方面的复杂问题。安乐死虽然曾在我国引起广泛的讨论，但并未获得一致的意见。目前，我国尚未对安乐死进行立法，也未颁布过有关的政策、法规和条文，公众对安乐死也没有一致的看法。另外，在安乐死的背后往往隐藏着一些法律问题或道德问题。因此，社区护士应对主动要求安乐死的病人及其家属持慎重态度，一方面要了解原因和背景，另一方面，必须通过严格的审批或法律程序，或直接拒绝实施，以免日后引起纠纷。随着临终关怀在我国的兴起，人们对安乐死将会有新的认识。安乐死是采取被动、消极的方法帮助病人渡过痛苦的临终阶段，而临终关怀则采取积极、主动、有效的方法帮助病人达到愉快地、庄严地死亡的目的。

（四）急诊急救中的伦理学问题

急诊急救工作关系病人的生死存亡，社区护士与病人接触最直接、最密切。在急诊急救工作中，常可遇到自杀、他杀、殴斗致伤及其他涉及法律问题的病人，有时还会遇到酗酒病人。这些人中有的态度蛮横，甚至拳脚相加。对这种情况，社区护士首先应实行人道主义进行救治，同时要增强法制观念，注意安全，做好记录。对医疗工作以外的问题不宜随便表示自己的看法和观点。

第二节 护理道德

一、护理道德的基本原则

所谓原则，是指人们观察问题和处理问题的标准或准绳。道德原则，体现着道德的实质和方向。护理道德的基本原则是在护理工作中协调好护理人员与病人、护理人员与医生、护理人员与社会其他成员之间关系的根本原则，是用以评价护理人员职业活动中的行为和品格的基本标准。护理道德的基本原则是广大护理工作者建立正确的道德观念、选择良好的道德行为及进行道德教育和道德评价应遵循的原则。其主要内容有：

（一）救死扶伤，防病治病

“救死扶伤、防病治病”是社会主义道德对医护人员的要求，反映了医疗卫生工作的根本任务及职业道德的特点，是医护人员完成全心全意为人民健康服务的有效手段，是护理道德基本原则的重要内容，是衡量护理人员道德行为的重要标准。

古人云：“人命之贵，贵于千金”，“病家就医，寄以生死”。作为医务工作者，必须以救死扶伤为天职。爱业，敬业，时刻把人民的病痛、生死、安危放在心上，把高尚的道德情操和科学态度结合起来。

一个护理人员虽然掌握了一定的知识和技能，但工作中不重视人的生命价值和生命质量，对病人的痛苦无动于衷、漠不关心，或怕麻烦、图省事，不认真护理，则往往会使病人失去“起死回生”的机会。假如一名护士技术不精、本领不强，即使有为人民服务的愿望，也不可能做好救死扶伤，防病治病。

随着医学科学的发展和医学模式的转变，护理工作也由单纯的以“病”为中心发展为以“病人”为中心，进而以“人”为中心，使人人享有卫生保健。社会预防和社会保健已成为护理工作的内容之一。护理工作者不仅要考虑病人的利益，还要关注社会的利益。在护理工作中要做到防治结合，在认真护理病人的同时，还应防止医疗废弃物及病人的排泄物等污染环境，切实减少或清除致病物的危害；同时还要进行广泛的健康教育，增强群体抵抗疾病的能力，降低发病率，有效地保障人民群众的身心健康。

护理人员在救死扶伤、防病治病的过程中，做到技术与情感并重、身心并重、防治并重、保健与自我保健并重。

（二）实行社会主义的人道主义

社会主义的人道主义继承了传统医学人道主义，是护理道德的精华，它体现了对人的生命价值的尊重和对提高生命质量的重视。

社会主义人道主义在护理工作中应体现为尊重病人的生命价值和人格。不论病人的民族、国籍、地位、职业、年龄、性别、美丑、亲疏，都应平等对待，一视同仁，为其解除或减轻身体上、心理上的痛苦和创伤，挽救生命，维护健康。护理工作者应深刻认识到每个劳动者都有着自己的尊严，即每个人都有自己的人格，都享有医疗护理的权利。在工作中不仅要尊重意识清醒病人的人格，同样也应尊重意识缺陷的病人的人格。

护理工作者的人道主义还应体现在尊重病人的基本需要和欲望。病人在求医时，总是满怀希望，如：希望环境安全和舒适，希望得到关心和重视，希望尽快诊断与治疗，希望了解病情转归和预后，希望得到最佳治疗与护理，希望不发生并发症、后遗症等。这些愿望都是正当合理的，护理人员应予以尊重，并创造条件予以满足；即使暂时无法满足，也应以尊重为前提，以取得病人的理解和配合。总之，护理人员要同情、体贴、关心病人，急病人所急，想病人所想。

护理人员也应反对各种形式的不人道行为，对战俘、囚犯、精神病病人、弱智者、白痴、性病病人等应与一般人一样给予人道的待遇。对精神病病人、白痴、弱智者、聋哑人、侏儒等给予更大的同情和爱护，充分体现出社会主义人道主义精神。

在护理实践中，我们要真正平等地对待病人、尊重病人人格，在医、护、患关系上，真正体现出一种新型的人际关系。

（三）全心全意为人民的健康服务

全心全意为人民的健康服务是社会主义道德的原则，是护理道德的全部实质和核心，也是其根本宗旨，是护理工作者的出发点和归宿。全心全意为人民的健康服务符合社会的要求和人民的根本利益。全心全意为人民的健康服务包含着深刻的含义：首先，服务的对象，不是少数人，也不是某一阶层的人，而是面向广大人民群众；其次，服务的内容，不仅是人的生理健康，还要使其心理健康，从而达到身心健康；再次，服务的态度，要全心全意，不怕困难，任劳任怨，认真负责，一丝不苟。护理人员必须在工作中一切从病人的利益出发，把全心全意为人民的健康服务贯穿在全部的行为规范之中。

（四）发扬集体主义精神

护理活动是集体性、协作性极强的工作。发扬集体主义精神，团结协作，对护理工作有特殊的意义。在任何一个医疗团体中，群体的技术水平、合作协调的程度都关系到病人的安危、疗效的高低及康复的快慢。护理工作中任何部分的疏忽及合作的松散都将影响护理工作的效果。所以，每个护理人员必须团结协作，发挥集体力量，发扬集体主义精神。

总之，护理道德原则四个方面的内容相互联系，不可分割，具有明显的层次性。救死扶伤、防病治病是实现全心全意为人民健康服务的手段和具体内容，实现社会主义人道主义则体现着全心全意为人民的健康服务的内在精神，集体主义精神是实现全心全意为人民健康服务的途径，最终全部归结于全心全意为人民的健康服务的根本宗旨上。

二、护理道德的基本规范

护理道德规范是护理人员在护理实践中道德关系的普遍规律的概括和反映，是在护理道德原则指导下的具体行为准则，也是培养护理人员道德意识和道德行为的具体标准。

（一）护理道德规范的含义

规范，就是约定俗成或明文规定的标准。在人类社会生活中，为了协调社会各种关系，就必然产生各种各样的标准，即规范。道德规范，又称道德规范准则，是指允许人们行动的范围，是社会向人们提出的应遵循的行为准则。

护理道德规范是护理工作者在长期的护理活动中形成的，是社会对护理人员的基本要求，是在护理道德原则下协调护士的人际关系及护士与社会关系的行为准则或具体要求，也是培养护士护理道德品质的具体标准。护理道德规范主要表现在四个方面，即护理职业的荣誉感，护理病人的同情感，护理过程的责任感和护理人员自身言行的美感。

（二）护理道德规范的内容

1988年，我国卫生部颁布了《医务人员医德规范及实施办法》，根据国家卫生部医务人员道德规范要求，针对护理人员的护理道德基本规范如下：

1. 文明礼貌，举止端庄　护理人员的行为是实现护理道德规范的主要途径。在护理工作中，护士的一举一动都直接影响着护患之间、护护之间、医护之间，以及护理人员与社会各类人员之间的关系，也影响着护理质量、护士自身的形象和医院的形象。

护理人员的举止应稳重而文雅，处处表现出训练有素。走路时，步态要轻、稳、快。遇到紧急情况时应冷静沉稳、有条不紊；姿态上，应文静健康，有朝气，站立及坐姿端庄自然，礼貌得体；仪表上，应整洁健美，热情大方；上班时，衣帽整齐，精神饱满，自信和蔼，亲切自然。总之，护士要给病人一个温和愉快的感觉，使病人易于接近，易于沟通并产生信心。

护理人员要使自己具有良好的精神状态和心理品质。护理人员要自信可靠，善于与人合作，乐于为病人的利益而做出牺牲，善于控制自我，调适自己的心境，不管遇到什么困难、挫折和压力都不能向病人发泄。

2. 言语贴切，保守秘密　护理工作要求护士心灵美、技术精、行为雅的高度结合，在工作中应做到举止端庄、仪表整洁、言语文雅有度。希波克拉底说过，“医生有两种东西能治病，一是药物，二是语言。”护理人员的言语无疑也会使病人产生心理反应，从而引起情绪变化。关怀体贴的态度、和蔼礼貌的言语、端庄文雅的气度，对病人犹如一剂良药、一缕春风，病人感受到的是尊重、安全和信任，这是一种职业的美。

护理人员的言语应该是科学的、文明的、亲切的、富有感染力的。护理人员对病人是否有同情心，是否关心体贴，在很大程度上是通过言语表达体现的。俗话说：“良言一句三冬暖，恶语伤人六月寒”。言语既可治病，也可致病。因为美的言语对大脑皮质可以起保护作用，使病人机体的潜能减少消耗并增强机体的防御能力；而刺激性言语会使病人产生恐惧和不良的心理反应，易致病情恶化，加剧痛苦或延长病程，甚至引起医源性疾病。可见护理人员良好的言语修养是重要的护理道德规范之一。

护理人员与病人接触沟通中应运用以下几种言语：①礼貌性言语：护患双方的人格是平等的。护理人员作为服务者首先应体现对病人的尊重，要使用尊重和关怀的言语，如：“您有什么需要？”“您感觉好些了吗？”“我会经常来看您的”等等。②安慰性言语：病人常会产生焦虑、急躁、抑郁、悲伤、甚至绝望等心境，非常渴望得到理解、同情、关心和安慰。护理人员和颜悦色地劝慰病人，可使病人感受到温暖，得到鼓励，使之树立信心。③鼓励性言语：有的慢性病病人因病程长、疗效慢而失去信心。有的病情复杂，要不断接受一些痛苦的检查和治疗。护理人员有针对性地给予开导、鼓励，尽量消除病人顾虑，使之树立起战胜疾病的信心，从而积极地配合治疗与护理。④解释性的言语：也叫治疗性言语。在为病人进行护理操作前，首先需耐心解释，以解除病人的顾虑，使病人感到安全、可靠。使用解释性的言语时，要有科学性，通俗易懂，明确肯定，从而取得病人的理解和配合。

在治疗护理过程中保守秘密主要有以下两个方面的内容：

（1）保守病人的秘密：①病人不愿意向别人透露的信息，包括病因、诊断、进展及预后。

②病人不愿意他人接触的躯体部分，尤其是有生理缺陷的病人和有奇特体征的人。③病人不愿意他人观察和了解的行为，如性行为、心理状态。④病人不愿意别人知道的决定，如未婚妊娠妇女的人工流产和濒死病人的遗产处理等。⑤病人不愿意他人干扰的个人生活习惯。对于这些，护理人员都有保守秘密的义务，不应随意泄露，更不能作为谈笑资料，损害病人声誉，或作为要挟报复依据。

(2)向病人保守的秘密：①不宜透露给病人的疾病不良诊断、进展、预后及治疗中的一些情况。如晚期癌症又是情绪型的病人，一旦知道自己所患病症，会精神崩溃，促使病情恶化。向病人保密并非不真诚，而是为了使一些预后不良的病人在有限的生命时间里多活一些时间，活得愉快些。护理人员向病人保守秘密，但对其家属和单位领导应如实说明病情，以免发生不必要的医疗纠纷。②同行在诊断、治疗和护理过程中的不当之处，内部的差错、缺点，如果告诉病人，往往会由此产生不信任，影响疗效，并导致一些不必要的纠纷。

3. 尊重病人，一视同仁　尊重病人，同情和关心病人，以病人的利益作为出发点和归宿。把救死扶伤、防病治病，全心全意为病人的身心健康服务作为自己的最高职责，这正是护理人员最根本的道德规范和道德品质，也是建立良好的护患关系的基础和前提。尊重病人主要表现在以下 3 个方面：

(1)尊重病人的人格：人格是指人在一定社会中的地位、尊严和作用的统一体，也可称作人的资格和起码应具备的权利。在社会主义制度下，人与人之间的关系和社会地位是平等的，人格应受到尊重。每个病人都有被尊重的需要，包括他人的人格和权利。每个病人包括精神病人，都有独立的意志和人格，应该受到尊重。护理人员一定要尊重病人的人格，维护其应有的尊严，尊重他们正当的需要和愿望，给予他们应有的关心和照顾，保证病人的舒适和安全。不论在任何时候、任何情况下，都不能侮辱病人，不能损害病人的声誉，更不能乘人之危以达到个人的目的。护士应把病人当作自己的朋友、亲人、同志，设身处地体谅病人的痛苦及因看病的艰难和治疗的麻烦而引起的烦躁和焦虑。

(2)尊重病人的权利：公民的权利受国家法律的保护。病人的权利有其特殊的内涵。护理人员必须对病人的权利予以尊重。病人的权利有：①平等的医疗权利：生存、健康既是病人的基本需要，也是病人的基本权利。护理工作的任务就是维护病人的这种权利。这就决定了护士对待病人应一视同仁、平等待人。健康权是所有病人而不是某一部分病人的基本权利，因此，护士在为病人服务时就不应该只对某一部分病人热情，而疏远冷落另一部分病人。护士在任何情况下都应坚持平等的护理，不歧视、无偏见。无论是在综合性医院、专科医院、急救站、卫生所(院)、家庭病床还是在监狱、看守所，都应提供在当地条件下经努力能够做到的护理。②知情同意的权利：病人在接受治疗护理过程中有权获得实情、知情和同意，并提出医疗护理意见，有权要求了解自己病情的严重程度和治疗措施等。护理人员应密切配合医生，既不要自作主张，又不可断然拒绝，在不影响治疗效果和不引起病人心理刺激的前提下，对病人讲实话。如果病人不了解病情的严重程度而拒绝接受治疗时，应耐心向病人解释，由病人来选择是否同意治疗方案或护理措施，这样才能取得病人的配合。③隐私受保护的权利：在治疗护理中，病人为了达到恢复健康的目的，会毫无保留地讲出自己的隐私。这时，病人有权利要求医护人员给予保密。医护人员必须明确认识到了解病人情况是为了解除其痛苦，使其早日康复。

（3）尊重病人的生命价值：人的生命价值是由其生命质量所决定的。护理人员应努力提高病人的生命质量。无论是在临床基础护理中，还是在心理护理中，都应采用最佳护理措施和手段，千方百计减轻或避免后遗症、并发症。对病人生命价值的理解，应当用辩证唯物主义的观点进行客观分析，切不可主观、片面、随意地给病人下结论。即使面对有严重后遗症和伤残的病人，也应鼓励其以坚强的意志和不屈的信念面对疾病，战胜困难，重返工作岗位，以实现人生价值。

同情与关心病人主要表现在以下几个方面：首先护理人员必须有同情心，对病人的痛苦与不幸从思想感情上引起共鸣。设身处地地为病人着想，急病人所急，痛病人所痛，时时把病人的安危放在心上。护理人员应认识到她们所面对的服务对象是有生命、有思想、有感情的人，当他们的身心受到疾病折磨时，把健康的希望首先寄托在医护人员身上。护士的职业行为直接关系到人的生死安危，涉及千家万户的悲欢离合，所以应把病人的利益放在第一位。护理人员应当通过自己的语言、态度、行为给予病人生活上的照料和心理上的关怀；用细致、体贴入微的关心和深厚的同情心理解病人；用和蔼可亲的态度唤起病人战胜疾病的乐观情绪；用亲切、诚挚的语言和病人沟通，消除心理压力，使病人尽快恢复健康。同时，要确保病人的安全，防止病人自杀和意外事故，防止病人不辞而别、私自出走。其次，要尽力满足病人的需要。护理的本质就是满足病人的需要，护士的任务就是及时发现并采取实际措施来满足病人的需要。护理工作是以平凡、琐碎、细微、复杂、脏、累的特点表现出来的，护理人员在满足病人需要时必须兢兢业业、一丝不苟、不怕苦、不怕脏、不怕累。护理人员为使病人的痛苦减轻到最低限度，尽早康复，应不惜牺牲个人的利益；在任何情况下，不做有损病人利益的事。

4.认真负责，任劳任怨　护理工作内容广泛，形式多样，对象复杂，是一种科学性、技术性较强的实践活动。因此，护理人员必须在工作中具有严格性、主动性、灵活性和高度的事业心和责任感，必须以认真负责的态度和不断进取的精神为病人提供最佳护理。

护理人员工作要认真负责，谨慎细心，一丝不苟，这是护理人员热爱护理事业、对病人安危负责的具体表现，也是护理人员应具有的基本道德品质之一。病人把自己的生命安危寄希望于护理人员，在这种生死所寄、非同一般的护患关系中，每一个护理人员都要自觉地意识到自己对病人、对社会所负的责任，即必须对病人的健康、安全和生命负责。护理工作中不允许任何的粗心，如果发生打错针、发错药、观察病情不仔细、不及时、不准确，轻则直接影响治疗效果或延误诊断治疗，重则失去抢救机会，甚而直接危及生命。这就要求护理人员必须以严肃的态度、严格的要求、严谨的作风对待各项规章制度和执行各项操作规程。在工作时专心致志、聚精会神；遇到复杂情况时，要冷静、敏捷、果断，使各项抢救手段及护理措施准确、及时、有效；执行医嘱时，一定要以科学的态度和负责的精神，严格做到“三查七对”；对医嘱有疑问时，及时提出，不要停留于机械执行医嘱的水平上。

5.团结协作，互相监督　护理工作的广泛性特点决定了护理人员与医院各类人员、各个部门都有联系。要处理好护际、医护、护技、护政等之间的关系，首先要在一切有利于病人的前提下，互相尊重，相互学习，团结协作。

现代医学科学的发展，需要医务人员共同努力和密切协作才能有益于病人的治疗、预防、康复。任何一例危重病人的抢救成功，都是多部门、多科室、多学科、多专业人员团结协作和集体智慧的结晶。护理人员应当树立整体观念，顾全大局，正确对待同行中的缺点和错误，互相理解，互相支持，尊重同行的人格，尊重他人的劳动成果，虚心向他人学习。

6.热爱护理工作，工作精益求精 热爱护理专业，忠诚护理事业，树立职业的自豪感，这是护理工作者应有的道德品质，是做好护理工作的动力。要充分认识护理工作的性质和意义，充分认识护理专业所具有的科学性、技术性、服务性、艺术性的特点，养成自尊、自爱、自重、自强的品质，从而牢固树立为平凡而高尚的护理事业献身的道德理想。为此，护理人员应明确树立以下几个观念：

(1)护理事业是一项平凡而崇高的事业：国际护理学会1973年修订的《国际护士守则》中，规定护理人员的职责为："增进健康，预防疾病，恢复健康，减轻痛苦。"这一职责既体现了护理的本质，反映了护理道德的实质，同时，也体现了护理事业的平凡与崇高。这种平凡与崇高是由其工作性质与特点所决定的。护理工作面对"社会的人"具有社会性，既要面向病人，又要面向社会各种类型及各种健康状况的人群，关系着千百万人的健康和千家万户的幸福，其责任是重大的，其影响是广泛的。护士在为"社会的人"提供健康服务中大量的工作是平凡的、琐碎的、默默无闻的。护理人员总是在人们被疾病折磨、遭受心身痛苦时出现在他们面前，以无私助人的热情和爱心为病人排忧解难，以精良的技术和严谨的作风救死扶伤，为病人赢得生命和健康。护理工作是一个为千百万人的健康和幸福所需要的高尚职业，应该赢得社会的尊重和信任。护理人员应以从事护理工作、献身护理事业为荣，热爱自己的职业，牢固树立护士光荣、护理工作高尚的观念；应以实际行为爱惜自己的职业荣誉和声誉，爱惜"白衣天使"的美称；应不断进取、勤奋学习，掌握扎实的理论知识和过硬的技能，不断学习和掌握新知识、新技能；还应特别注重整体素质的自我培养，要懂得维护自己的职业尊严和人格权利。

(2)护理学有着较强的科学性、技术性、服务性、艺术性和社会性：护理模式也从传统的以"疾病"为中心转变为以"人"为中心。护理工作的对象从单纯针对病人护理发展到为社会人群提供保健服务。这就要求护理人员必须具有良好的职业道德、扎实的理论知识和精湛的技能；必须具有护理心理学、护理伦理学、康复护理学等知识；还要具有一定的管理能力、人际交往能力和语言表达能力。这样才能适应新的医学模式对护理人才的要求，才能在履行护理职责时认真工作，帮助病人建立最佳的身心状态，使病人得到最佳的护理。

(3)护理工作是医学科学的重要组成部分：护理是医学科学的分支，病人的抢救、治疗、康复、预防等环节都离不开护理。护士、医生、病人及其他各类医务人员之间的关系是平等、互相尊重、互相协作、共同为人类的健康服务的关系。

7.廉洁奉公，遵纪守法 护理人员在任何时候都要正直廉洁，奉公守法，不徇私情，不图私利。治病救人是护理工作者的天职，绝不能以医疗护理为谋取私利的手段。清代名医费伯雄言道："欲救人而学医则可，欲谋利而学医则不可。我欲有疾，望医之相救者何如？我之父母妻儿有疾，望医之相救者何如？易地以观，则利心自淡矣！"英国科学家弗莱明说："医药界最可怕而且冥冥杀人害世的，莫过于贪，贪名贪利都要不得！"这些名言从不同角度告诉我们，担负着救死扶伤、防病治病崇高使命的医护人员，必须使病人的利益高于一切。

病人在接受治疗中，无论本人还是病人家属都通常存在一种愿望，希望医护人员竭尽全力为他们治疗，争取最理想的治疗效果，得到最好的护理，这本来是正常的。然而，在社会不正之风的影响下，他们又担心医护人员不尽职尽责，因而主动向医护人员提供某种利益。而有少数医护人员收受病人及家属财物，有的甚至公开向病人索要财物，这是违背职业道德的丑恶行为。护理人员在经济大潮中务必保持清醒的头脑，要以自己的廉洁行为维护白衣天使的社会信誉和形象，坚持原则，维护病人利益。为此要做到以下几点：

(1)对病人一视同仁。不论其职位高低，亲疏远近都要以满腔热情、认真负责的态度进行护理，绝不可看人行事、以貌取人。

(2)不能接受病人或家属送予的钱物，更不许向病人索要或暗示索要财物。

(3)要如实记录病人住院期间使用的药品及医疗用品的数量，绝不可多记、错记、巧立名目乱记，要自觉执行物价政策和有关法规。

(4)遵守劳动纪律和法律、法规，不做违法乱纪之事。

三、护理道德的特点

护理道德是指护理人员在履行职责过程中调整护理人员与病人、医生、其他人员及社会之间关系的行为准则、规范的总和。护理道德除具有一般职业道德的职业性、稳定性和适用性特点外，还具有自身的特殊性。

(一)协调性

这是由护理工作的性质和特殊地位所决定的。首先，护理服务的对象是人，每天面对的是有着不同疾病、不同年龄、不同性格、不同文化背景和不同心理状态的人，必须协调好护患关系，才能为病人提供满意、高质量的护理服务。医生、医技、行政管理及后勤等部门的服务工作，都要通过护理人员体现到病人身上，因此，护理人员还必须协调好与这些部门之间的关系。在协调以上诸关系中，护理人员的道德水平起着重要的作用。

(二)主动性

现代的护理观已发展到以病人为中心的阶段，生物、心理、社会因素对病人的健康和疾病的发生、发展和转归起着直接或间接的影响。护理工作已不是被动地执行医嘱，而是要按护理程序这一新的工作方法来护理病人。护士必须主动地收集病人的健康资料，发现问题，并有计划地进行护理；对病人进行躯体护理的同时，还要做好心理护理。护理人员在工作中必须发挥自己的主动性，为病人提供全方位的护理，使病人处于接受治疗、护理的最佳身心状态。

(三)进取性

护理工作是一项科学技术工作，具有很强的科学性和艺术性。随着医学科学的发展，各项新手术、新疗法不断应用于临床，各种高精仪器的使用对护理工作提出了挑战。而护理学本身知识的不断更新、不断进步都要求护理人员积极进取、勤奋学习，在技术上精益求精，跟上医学科学及护理事业发展的需要。

四、护理道德的作用

护理道德是社会意识形态之一，它来源于人们的社会生活和护理实践，反过来又对人们的社会生活和护理实践起推动作用。

（一）有利于推动社会道德的进步

护理工作的对象是人，工作内容是涉及与人的健康有关的一切活动。它工作的范围和特殊性决定了护理道德水平的高低对整个社会将产生深远影响。护理道德是整个社会道德的重要组成部分，也是社会道德的一个缩影，它的好坏直接反映整个社会的道德水平。因此，加强和重视护理道德建设，必然会促进社会道德的进步。

（二）有利于提高护理工作质量

提高护理工作质量是护理工作的中心任务。如何运用护理技术和护理方法是护患双方共同关注的问题。护理质量的高低在很大程度上取决于护士的道德水准。随着医学科学的进步，护理工作本身和社会对护理质量的要求越来越高，护士的责任也越来越大，这就需要护理人员具有责任感，忠诚护理事业，否则就无法高质量地完成护理工作。护理道德的提高和完善是提高护理质量的前提和保证。

（三）有利于推动护理科学的发展

护理学是一门实践性和技术性很强的科学。它是以自然科学、社会学、人文科学和医学为基础的，且有自己独特的理论体系、知识结构、操作技术和工作方法。现代护理工作领域的扩大、内涵的深化、新理论和新技术在护理过程中的不断充实和应用、护理的新模式、护理人员与社会需求、病人之间的关系，都体现了护理道德对护理科学的发展发挥着越来越大的作用。护理人员只有对社会、对人的生命怀有强烈的道德责任感，才能献身于护理事业，深入研究护理科学的发展，推动护理科学向新阶段、新层次前进。

（四）有利于护、医、患之间关系的协调

良好的护理道德是沟通护、医、患之间关系的桥梁。在医疗护理工作中，护士是医生和病人之间的纽带。护理人员要执行医生的医嘱、观察病情与疗效并及时向医生反馈，护理道德在其中起着重要的作用：一方面，只有良好的医护关系，才能保证治疗和护理工作顺利进行，才能彼此信任与尊重，互相监督与制约，把病人的利益放在首位，共同完成医疗护理工作；另一方面，护士与病人之间的相互尊重、信任、理解，有利于护理工作的完成和病人的康复。

第三节　护理法律、法规

一、法律的概念

法律是由国家立法机关制定的人们行为规范的准则，以国家强制力保证实施，具有严肃性、公正性、强制性和稳定性的特点。法律对保障人们的社会生活、家庭生活、经济生活等都有极其重要的意义。

1. 法律的定义　法律，从狭义上讲专指国家立法机关制定的规范性文件；从广义上讲泛指国家制定或认可并由国家强制力保证执行的各种行为规则。它除了国家立法机关制定的规范性文件以外，还包括其他国家机关制定或认可的行为规则，如国家行政机关制定的行政法规、地方权力机关制定的地方性法规等。

2.法律的特征　主要特征表现为：

(1)阶级性与社会性：法律是阶级性与社会性相统一的行为规范。统治阶级从其根本利益出发，为了维护整个社会秩序而形成了法律。法律既具有其阶级性，也有其社会性，主要表现在：①法律的规范效力在其统辖范围内对所有社会成员具有普遍约束力；②法律通过规定权利和义务来调整社会关系，具有特殊的规范性；③法律不仅体现统治集团意志，同时还反映大多数社会成员的共同意志。

(2)强制性：法律是由国家强制力保证实施的行为规范，法律具有必须遵守和不可违抗的特征，任何违法行为都将追究相应的法律责任。法律的强制性表现在：①法律的义务不是具有倡议性，而是具有强迫性；②强制力是以整个固有的司法系统、武装力量为后盾的；③任何违法行为都将追究相应的法律责任。

(3)公正性：法律的公正性表现在：①法律面前人人平等；②执法机关在执行中以事实为依据，以法律为准绳；③所有的法律一经制定，均应向全社会公布。

(4)稳定性：法律的稳定性表现在：①法律自生效起至被废止、修正或替代前一直有效；②新制定的低级规范不具有变更或废止高级规范的效力；③非法律规范不具有变更或废止法律规范的效力。

二、护理立法概况

护理法是关于护理教育和护理服务的法律，包括国家立法机关颁布的护理法规，也包括地方政府的有关法令。护理法制定受国家宪法制约。为了提高医疗护理质量，保证护理向专业化的方向发展，各国都颁布了适合本国政治、经济、文化及护理特点的护理法规。护理法是关于护理人员的资格、权利、责任和行为规范的法律与法规。护理法中确立了护理的概念、独立性、教育制度、教学内容、教师的资格、考试及注册制度、护士的执业及行政处分原则等等。

护理立法始于20世纪初。1919年英国率先颁布了本国的护理法——英国护理法。1921年荷兰颁布了护理法。随后，芬兰、意大利、美国、加拿大、波兰等国也相继颁布了护理法。1947年国际护士委员会发表了一系列有关护理立法的专著。在亚洲，日本于1948年正式公布了护士法。在以后的50多年里，许多国家纷纷颁布了护理法。1953年世界卫生组织发表了第一份有关护理立法的研究报告。1968年国际护士委员会特别成立了一个专家委员会，制定了护理立法史上具有划时代意义的文件——《系统制定护理法规的参考指导大纲》，为各国护理法的制定提供了系统而权威性的指导。上述各国在近几年来都对本国的护理法进行了不断的修订，已形成了一整套与本国卫生管理体制相适应的专门法规。护理法也成了指导护理实践及护理教育的合法纲领，为本国的护理管理走向法制化起到了重要的作用。

世界卫生组织1984年的调查报告显示，欧美18国、中东20国、东南亚10国及非洲16国等都已制定了相应的护理法规。护理法的基本内容，主要包括总纲、护理教育、护士注册、护理服务等四大部分。

1956年我国卫生部拟订的《国家卫生技术人员职务名称和职务晋升暂行条例(草案)》第一次明确了护理人员是卫生技术人员，提出了护理人员的概念，还划分了护理人员初、中、高级职称分别为护理员、护士和护师；1979 年经国务院批准，卫生部正式颁布了《卫生技术人员职称及晋升条例》和《关于加强护理工作的意见》等法规。1981 年又颁发了《关于在"卫生技术人员职称及晋升条例(试行)"中增设主管护师职称等几个问题的通知》，作为《卫生技术人员职称及晋升条例(试行)》的补充，理顺了护理专业的职称系列，促进了护理学科的建设。1982 年 1 月，卫生部颁布了《全国医院工作条例》，其中第九条专门强调了医院要加强对护理工作的领导并对护理工作提出了较为具体的要求。同年 4 月，又颁布了《医院工作制度》和《医院工作人员职责》，明确提出了护理工作制度，如执行医嘱制度、查对制度、护士值班交接班制度等，对医院各类护理人员的职责也做了明确的规定。1994 年 1 月 1 日，我国卫生部正式颁布了《中华人民共和国护士管理办法》，提出了建立我国护士执业资格考试制度和护士执业许可制度。这是提高我国护士质量的基本保证，也是保护护士护理病人安全的根本措施。它的施行必将开创我国护理事业发展的新局面。

随着护理工作和护理学科的不断发展，还有许多问题有待于护理立法去协调和理顺。

三、护理法的基本内容

《中华人民共和国护士管理办法》共分六章，包括总则、考试、注册、执业、罚则、附则。

(一)总则

1.制定本办法的意义　为加强护士管理，提高护理质量，保障医疗和护理安全，保护护士的合法权益，制定本办法。

2.本办法所指护士的含义　取得《中华人民共和国护士执业证书》并经过注册的护理专业技术人员。

3.国家在发展护理事业中的作用　国家发展护理事业，促进护理学科的发展，加强护士队伍建设，重视和发挥护士在医疗、预防、保健和康复工作中的作用。

4.保护护士权益并监督管理　护士的执业权利受法律保护，护士的劳动受全社会尊重，各省、自治区、直辖市卫生行政部门负责护士的监督管理工作。

(二)考试

1. 护士执业证书的取得　凡申请护士执业者必须通过卫生部统一执业考试，取得《中华人民共和国护士执业证书》。

2.免予护士执业考试的对象　获得高等医学院校护理专业专科以上毕业文凭者，以及获得省级以上卫生行政部门确认免考资格的普通中等卫生(护士)学校护理专业毕业文凭者，可免予护士执业考试。

3.护士执业考试具体办法　护士执业考试每年举行一次，具体办法另行制定，允予免考和考试合格者由省、自治区、直辖市卫生行政部门发给《中华人民共和国护士执业证书》，此证书由卫生部监制。

(三)注册

1.护士执业注册对象及注册机关　获得《中华人民共和国护士执业证书》者方可申请护士执业注册，注册机关为执业所在地县级卫生行政部门。

2.首次申请护士注册的有关事项

(1)填写《护士注册申请表》；

(2)缴纳注册费；

(3)缴验《中华人民共和国护士执业证书》、身份证明、健康检查证明、省级卫生行政部门规定提交的其他证明。

3.注册机关受理注册有关事项

(1)受理注册申请后应当在三十日内完成审核；

(2)审核合格的予以注册；

(3)审核不合格的应当书面通知申请者。

4.护士注册有效期及连续或中断注册办理办法

(1)护士注册有效期为两年；

(2)连续注册须在前一注册期满前六十日，对《中华人民共和国护士执业证书》进行个人或集体校验注册；

(3)中断注册五年以上者，必须按省、自治区、直辖市卫生行政部门的规定参加临床实践三个月，并向注册机关提交有关证明，方可办理再次注册。

5.有以下情况之一的不予注册

(1)服刑期间；

(2)因健康原因不能或不宜执行业务；

(3)违反本办法被中止或取消注册；

(4)其他不宜从事护士工作的人。

(四)执业

1. 护士执业要求

(1)未经护士执业注册者不得从事护士工作；

(2)护理专业在校生或毕业生进行专业实习，必须按照卫生部的有关规定在护士指导下进行；

(3)涉及注册之5提及的情况之一者进行临床实践必须按照卫生部的有关规定在护士的指导下进行；

(4)护理员只能在护士的指导下从事临床生活护理工作。

2.护士执业中的遵医行为

(1)护士在执业中应当正确执行医嘱，观察病人的身心状况，对病人进行科学的护理；

(2)遇紧急情况及时通知医生并配合抢救，医生不在场时，护士应采取力所能及的急救措施。

3.护士执业其他职能　护士有承担预防保健工作、宣传防病治病知识，进行康复指导，开展健康教育、提供卫生咨询的义务。

4.护士执业基本要求　护士执业必须遵守职业道德和医疗护理工作的规章制度及技术规范。

5.执业中对待隐私问题　护士在执业中得悉就医者的隐私不得泄露，除法律另有规定的别论。

6.执业中对待突发事件　遇有自然灾害、传染病流行、突发重大伤亡事故及其他严重威胁人群生命健康的紧急情况，护士必须服从卫生行政部门的调遣，参加医疗救护和预防保健工作。

7.护士权利受法律保护 护士依法履行职责的权利受法律保护，任何单位和个人不得侵犯。

（五）罚则

1.予以取缔 未经护士执业注册从事护士工作的，由卫生行政部门予以取缔。

2.予以缴销 非法取得《中华人民共和国护士执业证书》的，卫生行政部门予以缴销。

3.警告、责令改正、中止注册、取消注册 护士执业违反医疗、护理规章制度及技术规范的，以及违反本办法其他规定的，由卫生行政部门视情节予以警告、责令改正、中止注册，直至取消注册。

4.保护护士人身权利 非法阻挠护士依法执业或侵犯护士人身权利的，由护士所在单位提请公安机关予以治安行政处罚，情节严重、触犯刑律的，提交司法机关依法追究刑事责任。

5.罚则的法律效应 当事人对行政处理决定不服的，可以依照国家法律、法规的规定申请行政复议或提起行政诉讼。当事人对行政处理决定不履行又未在规定期限内申请复议或提起诉讼的，卫生行政部门可申请人民法院强制执行。

（六）附则

1.非常规执业证书颁发办法

（1）本办法实施前已经取得护士以上技术职称者，经省、自治区、直辖市卫生行政部门审核合格，发给《中华人民共和国护士执业证书》，并准许按本办法的规定办理护士执业注册；

（2）本办法实施前从事护士工作但未取得护士职称者的执业证书颁发办法，由省、自治区、直辖市卫生行政部门根据本地区的实际情况和当事人实际水平作出具体规定。

2.境外人员执业办法 境外人员申请在中华人民共和国境内从事护士工作，必须依照本办法的规定通过执业考试，取得《中华人民共和国护士执业证书》并办理注册。

3.护士开业及成立服务机构 护士申请开业及成立服务机构，由县级以上卫生行政部门比照医疗机构管理的有关规定审批。

4.解释权 本办法的解释权利在卫生部。

5.实施细则 本办法的实施细则由省、自治区、直辖市制定。

6.施行日期 本办法自1994年1月1日起施行。

四、护理工作中与法律有关的问题

护理工作是一项迎接生命、提高生命质量的工作，是为人民服务的工作。护理人员与病人接触的机会最多，为了保证诊断的可信性、治疗手段的可行性、预防措施的可靠性，制定各类规章制度对护理工作加以限定，同时对护理人员的行为予以规范。每位护士应熟知国家法律条文，同时还应了解实际工作中与法律有关的潜在性问题，以便自觉地遵纪守法，同时保护自己的合法权益。护理工作中与法律有关的问题常有：

（一）侵权行为与犯罪

侵权行为一般指对个人或许多人人身权利的侵犯。侵权行为可不构成犯罪，可通过民事方式来解决。犯罪则指一切触犯国家刑法的行为。犯罪会依法受到惩罚。

在护理活动中应注意防止侵权行为与犯罪的发生。分清犯罪与侵权行为的关键是对护理行为的目的和后果的正确判断。例如，病人有恢复健康、促进健康的权利。当病人对护士诉说病情时，护士没有认真听，引起病人的不满，就是侵犯了病人的生命健康权，通过赔礼、道歉解决；如果因为没有认真听而延误抢救时机，引起病人死亡，就是犯罪，应依法受到惩处。又如，随意议论病人的隐私，造成扩散，则应视为侵犯了病人的隐私权；若因此造成病人自杀身亡，就构成犯罪。再如，对某一罕见的阳性体征，从护理角度来讲希望更多的护士能见到。这时应向病人说明这一体格检查的目的、意义、影响，让病人理解自己的病灶很少见，是护士学习的好机会，在高年护士的指导下，对本人无不良影响。只有在病人理解和同意的情况下才可进行，否则病人可认为是对其人身合法权益的侵犯，视为侵权行为。

（二）疏忽大意与渎职罪

疏忽大意指应当预见自己行为可能发生有害的后果但未能预见，或者已经预见但因轻视而使能够避免的有害后果未能避免的行为。渎职罪是指因严重的不负责任造成严重后果的行为。

如某护士因疏忽大意而错给一位未做过青霉素过敏试验的病人注射青霉素，幸好该病人对青霉素无过敏反应，该护士只是犯了过失错误；若该病人恰恰对青霉素过敏，引起过敏性休克致死，就要追究其渎职罪。又如，某护士为幽门梗阻病人插入胃管，由于过分自信自己的操作水平，插好后未进行常规检查，后来发现，胃管盘于口中，由于发现及时，未造成不可逆的损害，该护士犯了过失错误；若该护士给一位神志不清的病人插胃管，误插入气管又未及时发现而导致窒息死亡，无疑该护士犯了渎职罪。

（三）执行医嘱的合法性

医嘱是护士对病人施行治疗和护理措施的依据，具有法律效应。在一般情况下，护理人员对医生下达的医嘱应该执行。随意篡改医嘱或无故不执行医嘱应被认为是违法行为。但护理人员有权拒决执行有明显错误的医嘱。如果在护理人员指出医嘱有错误后，医师仍执意强制要求其执行，那么，她对由此而产生的一切不良后果不负法律责任；反之，若明知某医嘱可能造成病人的损害，却听之任之，若酿成严重后果，她将与医生共同承担由此所引起的法律责任。例如医生开出“10％氯化钾 10ml 静脉推注”的错误医嘱，而护士按医嘱执行了，结果造成病人的死亡。虽然该护士纯属机械执行医嘱，也应负法律责任，因为护士应具有10％氯化钾禁忌静脉推注的专业知识；若事先知晓，没有任何拒绝的表示，则犯了渎职罪。又如一医生疏忽，为糖尿病病人开出“50％的葡萄糖 40ml 静脉推注”的错误医嘱，护士明知错误，盲目执行，结果造成病人酮症酸中毒，产生较严重后果，此时护士应负责任。因此，每个护士不仅要有良好服务态度，还应有熟练的专业知识及技能，严格科学地执行医嘱，把好对病人治疗的最后一关。

（四）护理记录的法律意识

病历是严肃的法律性文件，而护理记录则是病历中不可缺少的一部分，它们不仅是衡量护理质量高低的标准，也是医生观察诊疗效果、调整治疗方案的主要依据，在法律上有其重要的意义。不认真记录或漏记、错记护理记录等均可能导致误诊、误治，引起医疗纠纷。随意增删、篡改护理记录也是非法的。

（五）麻醉药品管理

麻醉药品应由专人保管，专柜存放。由于护理工作的特殊性，护理人员独立工作的机会很多，这就可能使一些意志颓废者有机会盗取麻醉药品，或出于好奇心理“享用”毒品。如果护士利用职务之便将麻醉药品提供给一些不法分子，就构成了犯罪。

（六）新科技带来的法律问题

随着现代医学科学的发展，出现许多新的法律问题，也涉及护理领域，例如，试管婴儿的家庭关系问题、接受重要器官移植者的身份归属问题、领取婴儿问题、胎儿性别鉴定、亲生子鉴定、脑死亡等。护士在处理这些问题时，应以本国的法律作为惟一的依据。

（七）安乐死问题

所谓“安乐死”就是让一个身患绝症成重症的病人无痛苦地死去。安乐死并非生者对濒死者推卸责任，也非濒死者缺乏生的勇气，它是对人道主义提出新的思考。在我国法律中还没有安乐死方面的规定。对安乐死的争论非常激烈，涉及医学界、法学界、伦理学界、行为医学界等。尽管护士的法定义务是千方百计地去延长病人的生命，但新的护理模式赋予护士的法定义务，不但要千方百计地去延长病人的生命，还要想方设法提高病人的生存质量。在接纳“优生优育”观念的同时，人们已悄悄地接受了“优活优死”的观念。护士要了解安乐死的法律依据，伦理依据、生物学依据，在“安乐死”未立法前首先做好“临终关怀”，就是让濒死者在临终前得到一些慰藉。

（梁　爽）

第五章　家庭与家庭访视

第一节　家　　庭

一、家庭的涵义

家庭是人类生活最基本、最重要的一种组织，是社会的基本单位，因为有了家庭才可能有人类的繁衍。家庭的稳定，能使社会安定，国家繁荣。家庭的类型、家庭成员之间关系、家庭的经济状况、文化背景、卫生习惯等，与家庭成员的健康状况均有着密切的关系。了解家庭的定义，对于家庭护理人员是非常重要的，便于客观地评价家庭内部之间的关系及需求，做好家庭护理服务。

随着社会的发展与变迁，家庭的定义也在不断变化。传统上人们认为：家庭是“在同一处居住的，靠血缘、婚姻或收养关系联系在一起的两个或更多的人所组成的单位”。近年来，人们又提出了如下的涵义：“家庭是通过生物学关系、情感关系或法律关系联系在一起的一个特殊群体。这个群体比其他社会团体更重视关心、爱护感情，家庭关系基本上是一种终身关系”。1984 年奥勒冈医学中心护理研究院家庭护理研究所提出的定义是：“家庭是一个永久系统，由两人或两个以上的人所组成。这些人存在于彼此的感情互动及责任感的期许之下；而且，家庭是有时间性的，并非永远存在”。在这个定义中，可以涵盖目前社会体系中的传统式家庭、单亲家庭、同居家庭、同性恋者组成的家庭及其他各种形式的家庭。

从护理学观点来看，家庭是个开放、发展的社会系统。以家庭为单位的社会，一方面保护家庭成员的权利，如在确定儿童的抚养和监护权时优先考虑生物学和法律上的父母；另一方面，也要求家庭承担起对其成员的责任，如社区护士向病人的家属和子女提供照顾病人的护理知识等。

二、家庭的特征

家庭的特征主要表现为家庭的三个要素、两种关系和一个核心。

(一)家庭的三个要素

家庭的三个要素是指婚姻、血缘和经济。家庭起源于婚姻并以婚姻作为基础，这是家庭与其他社会组织的主要区别之一；家庭成员间的血缘关系是维系家庭的纽带；家庭的经济关系主要表现在三个方面，即父母抚养子女、子女赡养父母及夫妻之间的相互扶养和帮助。

(二)家庭的两种关系

家庭的关系主要指家庭的自然关系和家庭的社会关系。家庭的自然关系是在人的自身人口生产过程中形成的。在家庭的自然关系中，除了夫妻关系，其他的各种家庭关系均是人们无法选择的一种终身关系。家庭的社会关系源于人的社会属性，是人的社会本质的集中体现，是家庭成员之间在物质和精神方面的相互联系与合作下形成的一种特殊关系。

(三)家庭的一个核心

家庭是一个活跃的社会基本单位，感情是保持家庭稳固的核心。

三、家庭的结构

家庭结构是指构成家庭单位的成员特征及家庭成员之间的互动关系。家庭成员的特征主要包括家庭成员的数目、性别及年龄。家庭成员的不同组合，构成了不同类型的家庭，为家庭的外部结构。家庭成员之间的互动关系又称家庭的内部结构，包括角色关系、价值系统、交流方式、权力结构、家庭界限、家庭气氛与生活空间。这六个方面密切相关，相互影响。

(一)家庭的类型

1. 核心家庭　又称小家庭，是指由一对夫妇及其未婚子女组成的家庭。其特点是家庭结构简单，家庭成员人数少，关系单纯；只有一个权力和活动中心；家庭资源相对缺乏，家庭关系的牢固程度主要取决于夫妇之间的感情。当感情出现危机时，会因较少得到家庭内、外的支持而易导致家庭解体。据不完全统计，目前我国城市家庭类型 2/3 左右属于核心家庭。

2. 主干家庭　又称直系家庭，是指父母与一对已婚子女组成的家庭。其特点是家庭中除了有一个权力和活动中心外，还有一个次中心，在经济负担、生活照顾及精神安慰等方面家庭成员之间可相互补偿。目前我国城市家庭约 1/4 属于主干家庭。

3. 联合家庭　又称大家庭，是指至少由两对或两对以上同代夫妇及其未婚或已婚子女组成的家庭。其特点是家庭成员较多，可同时存在几个权力和活动中心，家庭资源较丰富，但家庭关系相对松散。

4. 其他类型的家庭　如单亲家庭、同居家庭、重组家庭、同性恋家庭等。

我国家庭主要类型的比例见表 5-1。

表 5-1　我国的家庭主要类型的比例

家庭结构类型	核心家庭	主干家庭	联合家庭	其他类型家庭	合计
所占比例(%)	66.4	24.3	2.3	7.0	100.0

(二)家庭内部结构

家庭内部结构包括 6 个方面：

1. 角色关系　是指个体成员在一定社会地位中所期盼的行为。更具体地说，角色是一种职能，一种对每个处在这个地位的人所期待的、符合规范的行为模式。因此，角色是社会对个人职能的划分，它指出了个人在社会中的地位和位置，代表着每个人的身份。家庭角色是家庭成员在家庭中的特定身份，它如同其他社会角色一样，需按照社会和家庭规定的特定模式去规范角色的行为。如“母亲”是一个家庭角色，在传统观念中应该照顾、教育孩子，操持家务等。如果因为某种原因没有做到这些，就会被认为是一个“不称职的母亲”。“父亲”则挣钱养家、承担家中的重体力活等。

角色可分为正式角色和非正式角色。前者指家庭结构中包含的角色，如丈夫(父亲)、妻子(母亲)等；后者指表面不明显，主要是为了满足个体成员感情需求或维持家庭功能而扮演的角色，如领导者、鼓励者、协调者、娱乐者等。家庭中每个成员可承担一个以上角色，如妻子角色，同时也可承担母亲角色及女儿角色等。家庭存在的角色问题常有角色紧张、角色冲突等。

2. 价值系统　家庭价值观是指家庭成员在共同文化背景下一起形成的意识或潜意识的对事物所持的思想、态度和信念，是家庭判断是非的标准和对事物的价值所持的态度。它深深影响着每个家庭成员的思维、行为方式及对外界干预的感受和反映性行为。家庭价值观的形成受到传统、宗教和社会文化环境等因素的影响，在相同的社会环境中是极其不易改变的，在进行家庭护理时尤应予以注意。

社区护士必须了解家庭的价值观，特别是健康观，确认特定健康问题在家庭中受重视的程度，才能与家庭共同制定出切实可行的预防保健措施及治疗护理计划，有效解决家庭健康问题。

3. 交流方式　交流是家庭成员间相互交换意见、思想和情感的过程，是维持家庭系统稳定的必要手段，也是评价家庭功能的重要指标。有效交流是指信息发出者想要发出的信息通过清楚的传递渠道被信息接收者接收和理解。家庭有效交流的特点是交流清楚、表里一致、有感情交流、坦诚、开放，允许每个人表达自己的观点和感想。这样的交流有助于解决家庭问题，有利于成员之间建立亲密的联系，增加家庭的凝聚力。无效交流则指信息不能很好的传递，被误解或传递有障碍。家庭无效交流表现为以自我为中心、不为他人着想、封闭式交流、强求一致、含蓄等。无效交流不利于家庭问题的解决，也不利于家庭成员的发展。

4. 权力结构　权力是家庭系统的一方面，是指一个家庭成员影响、控制、改变其他成员的现存和潜在的能力，包括影响、支配、决策三个方面。家庭权力结构的中心即权力中心，它可以是约定俗成的，如父亲为一家之主，也可以是继承者为一家之主，如传统的大家庭由长子在父亲去世后掌握家政大权的习俗。但随着社会的进步，家庭权力中心的形成越来越受经济和感情因素的影响，专制的家庭权力形式正逐渐向自由、民主的家庭权力形式转变。

家庭权力结构直接影响家庭在经济投入、社会交往、卫生保健、孩子培养等方面的决策。它是社区护士进行家庭评估继而采取家庭干预措施的重要参考资料，必须准确确定家庭中的决策者，尤其是有关卫生保健的决策者，同他(她)达成一致意见，才能直接、有效地实施干预。

5. 家庭界限　所谓家庭界限是指控制其成员在家庭内、外活动的规则。如一些在家庭内部的言行举止是不允许在其他公共场所进行的，夫妻感情生活的专一性和排他性原则等。家庭需适当借助于一定的界限来维护它的稳定性，同时家庭界限又要保持一定的开放性，只有这样，才能真正维护家庭的稳定，有利于家庭成员的发展。

6. 家庭氛围与生活空间　家庭氛围主要指感情氛围，即家庭成员之间的感情融洽程度，是通过家庭成员之间的交往体现出来的，决定于个人的表现风格、表达能力、个性、家庭沟通习惯及家庭成员之间相爱的程度等。家庭感情不同于任何其他社会场所的感情，表现为相互吸引、相互爱慕、相互依恋、彼此关心、相互体贴和无私奉献等。家庭是人类感情的源泉和爱的摇篮，营造良好的家庭感情氛围能促进家庭成员的健康与发展。

生活空间包括居住面积和空间及空间在家庭成员之间的分配，居住面积和空间与家庭成员的健康、发展、家庭关系及家庭功能之间有着密切的关系，越来越引起人们的重视。正常的家庭生活需要一个合适的共同生活空间，同时每个家庭成员也需要分享一块属于自己的空间。如夫妻生活需要一个独立、安静、温馨、封闭的空间，有利于夫妻间感情的巩固和发展；孩子需要一块属于自己的空间以利于自己的想象发展；同样老年人也应有相对属于自己的空间，便于休息、思考和回忆。

四、家庭的功能

家庭的功能就是家庭对人类的功用和效能，或者说是家庭对人类生存和社会发展所起的作用。所有家庭都有其特定的功能以满足个体需求、维护家庭和符合社会的期望。家庭对其成员、家庭单位和社会可以有以下几方面的功能：

1. 情感交互功能　情感是形成家庭的重要基础，是维护家庭的强固力量。有了它的滋润和支持，家庭才能健康、和睦。家庭必须满足其成员的感情需求以维持家庭的整体性。对于人来说，各种心理态度的形成、个性和人格的发展、感情的激起和发泄、沟通和交融、品质和情操的锤炼、爱的培植和表现、精神的安慰和寄托都离不开家庭。

2. 社会化功能　社会化是指一个人通过学习群体文化，学习承担社会角色，把自己融入到群体中去的基本过程。家庭是孩童社会化的主要场所，同时还是文化、道德、价值的传播地。小孩从亲近的人中学会对社会行为标准分析的态度、社会行为和技巧。在家里，他们学会语言以及对正确和错误的理解。因此，家庭教育着重在教导孩童发展其智能、习惯与行为，尤其是促使孩童发展其人际关系与社交技能，以期日后能肩负起服务社会、贡献社会的责任。当今社会，由于父母均要外出工作，除家庭外，幼儿园和学校也参与了社会化功能。

3. 生育功能　家庭是生育子女、繁衍后代的基本单位。通过家庭的这一功能，人类种族和社会才能延续和生存。生育了子女的家庭同时会面临子女的成长、教育及子女在家中的地位等问题。但不是所有的家庭都具有生育功能，如单亲家庭和同性恋家庭。

4. 抚养和赡养功能　抚养是指父母对未成年子女的供养以及夫妻之间的相互供养。赡养是指子女对年老父母生活上的供养和照顾。此功能是延续人类社会所必需的，同时也是人类社会文明的表现。

5. 经济功能　家庭提供和分配物质资源来满足其成员对食物、衣服、住所、娱乐和卫生保健等各方面的需求。

6. 卫生保健功能　指保护家庭成员健康的功能，特别是为年幼、年老、体弱、有病或残疾的个体成员提供照顾和支持。作为社区护士需特别关注这一家庭功能。卫生保健功能的内容包括：有关健康与疾病的信仰、态度、知识；对家庭成员健康状态及易感疾病的认知；家庭饮食习惯；休息、睡眠习惯；锻炼与娱乐；用药情况；家庭自我照顾能力；家庭环境卫生状况；家庭健康史；基本的医疗预防措施；利用卫生资源情况。

五、家庭生活周期及特征

（一）家庭生活周期概念

家庭遵循社会与自然规律所经历的产生、发展和消亡的过程，称为家庭生活周期，简称家庭周期。

（二）家庭生活周期的不同阶段、主要特征及发展任务

家庭也像个体一样，有着不同的生活周期及发展阶段，在不同生活周期有其特殊的家庭问题（表 5-2）。一些重大事件如结婚、分娩、患病、死亡等，不仅会对家庭系统及其成员的心理发育产生影响，还会对家庭成员的健康造成影响。正确处理家庭生活周期的问题，对维护家庭稳定、促进家庭健康发展是至关重要的。

表 5-2　家庭生活周期及主要家庭问题

阶　段	期　间	主要家庭问题
家庭形成期	从结婚到第一胎出生	双方适应及沟通，性生活协调及计划生育
孩子出生期	最大孩子介于 0～30 个月	母亲产后恢复，父母角色的适应，经济及照顾压力
有学龄前儿童期	最大孩子介于 30 个月至 6 岁	儿童的身心发育，孩子与父母部分分离
有学龄儿童期	最大孩子介于 6～13 岁	儿童的身心发展，上学问题
有青少年期	最大孩子介于 13～20 岁	青少年的教育与沟通，青少年的性教育与异性交往
孩子成年期	从最大到最小的孩子离家	将孩子释放到社会，继续为其提供支持，感到孤独
中年家庭期	从所有孩子离家到退休	巩固婚姻关系，计划退休后生活
老年家庭期	从退休到死亡	面临老年病、衰老、丧偶、死亡，生活依赖性高

需要说明的是，并非每个家庭都要经历表上的 8 个阶段，家庭变故、离婚再婚、独生子女家庭、社会传统等都会使家庭生活的阶段发生变异。如独生子女家庭，若独生子女离家上学、工作，家庭立即进入空巢期；反之，若成年子女婚后仍与父母在一起，则很难说这个家庭处于空巢期，尽管父母可能会有空巢期的某些感受和问题。家庭也如同个人一样，有其发生、发展和结束的过程。了解家庭生活周期能够帮助社区护士鉴别正常和异常的发展状态，预测和识别在特定阶段可能或已经出现的问题，及时地进行健康教育和提供咨询，采取必要的预防和干预措施，有时用很简便的经济方法就能避免很严重的后果出现。

1．家庭形成期（新婚期）　家庭关系最初是由一对新婚夫妇所建立。刚组成的家庭，夫妻关系亲密，体贴对方，并能相互容忍对方的缺点，谅解对方的难处。

（1）应注意配偶之间的相互沟通与适应，在新家庭的基础上建立起新的生活习惯，做好这一时期的心理适应。此期夫妻双方应做到：建立做决定和解决问题的合作模式；建立共同的生活习惯及分担家务；适应新的亲戚关系，建立共同的社会关系；协调性生活，做好计划生育与为人父母的准备。

（2）新婚期的预防保健应从婚前体检开始，首先是性生活知识和遗传性疾病的咨询教育，其次是引导新婚夫妇逐渐进入家庭保健系统。

2．孩子出生期（婴幼儿期）　由于孩子的出生，增加了父母的角色。夫妇均要投入精力养育孩子，故夫妻关系需重新调整。在养育孩子的过程中，会平添许多烦恼，同时带来欢乐，进一步巩固夫妻关系。

（1）婴幼儿方面：应定期进行体检，进行预防接种，对婴幼儿进行营养评价，观察婴幼儿的发育情况，积极利用感官刺激开发婴幼儿的智力。

（2）父母亲方面：应注意父母角色的适应，尽快掌握育儿知识，提高自身的育儿能力，如

预防接种内容及时间、有规律的营养评价、正确的喂养及膳食护理方法。学习婴幼儿保健知识，同时还应处理好相关的经济问题，适应新的生活节奏，尽快建立起新的家庭生活模式。母亲在产后应加强营养、适当休息、注意身体的恢复。

3. 有学龄前儿童期(幼儿园期) 此期是小儿智能发育和人格发育的重要阶段，是语言学习、智力开发的关键时期。另外，模仿是此期儿童人格发展的最大特征。此期小儿常见的健康问题和疾病是意外伤害、感染性疾病。

(1)身体方面：应注意预防感染性疾病和意外伤害，培养儿童良好的卫生习惯，注意儿童的饮食调理，还应对儿童加强安全保护和安全教育。

(2)智力方面：此期儿童身体发育速度较婴幼儿期减慢，智能发育加速，是语言学习和智能开发的关键阶段，应给儿童提供合适的游戏和学习条件。

(3)人格发育：模仿是此期儿童人格发展的最大特征，父母应注意在品质、言行等多方面为子女做出表率。

4. 有学龄儿童期 孩子进入小学，开始走向社会，与家庭之外人员的联系变得多而广，学校老师的威信在孩子心中建立，可能会出现“该听谁的话”的问题。

(1)社会化：儿童在此期开始逐步离开父母，进入社会，学习并实践建立与家人以外的社会关系，在认知领域和思想感情上向社会化发展。父母亲在养育孩子的过程中同时需注意教育孩子，教孩子学知识的同时学会做人，教育他们尊敬学校老师，尊重父母及其他长辈。

(2)学习：学习各种科学知识，学习做人的技能，学校是重要场所，家庭与社会(主要是学校)应加强联系、相互配合。

(3)健康保健：指导家庭为儿童合理安排营养，促进身体和智力的发育，预防意外伤害，防止感染等。

5. 有青少年期 孩子长大进入青春期，表现出较强的独立意识。此期的家庭及家庭成员最容易出现身体、心理和精神方面的健康问题，注意做到生理发育的教育，同时做好心理健康指导。此期的家庭健康保健工作具有很重要的意义，所以在有青少年家庭的健康管理要从心理方面人手，做到心理、生理两方面护理。

(1)心理方面：此期的心理保健十分重要，因为青少年期的心理发育特点是开始追求自我认同和独立自主，要求与家庭建立新的人际关系和交往方式，即成人与成人之间的沟通方式，因此可能与父母的行为标准发生冲突；父母与子女观念的差异可能使两辈之间的感情、关系发生变化，形成“代沟”；父母的教养态度与青少年的发展有很大关系，父母应要求子女有一定的行为规范，但在适当规范内给子女自主的权利，父母可通过与子女协商决定事物，培养子女自信、自律、独立、负责的人格。

(2)生理方面：此期青少年在身高、体形上发生较大变化，并出现第二性征。这些变化常引发青少年心理上的困扰，健康保健的重点是在性知识方面提供必要的教育与咨询；身体形象是青少年最敏感的问题之一，应注意体格发育的个体差异及由此产生的心理障碍。

6. 孩子成年期 孩子上大学或到社会工作，父母与孩子的关系转为相对独立，父母亲可以有较多的时间和精力考虑自己的工作与兴趣爱好。

此期家庭结构与家庭关系都发生了变化，子女与父母分离可能给双方造成心理、感情上的冲击。子女的离家创业，使父母的角色内容与生活重心开始转移，由子女转回配偶；家庭主人尤其是女主人此时可能产生失落、孤独的感觉，严重时可导致各种身心疾病；另外，原有的家庭矛盾可能会重新激化，引发家庭危机。此期的保健重点是使双方正确认识“分离”是不可避免的，努力适应新的家庭模式，有意培养良好的身心保健习惯，防止与心理、行为密切相关的某些慢性疾病的发生。

7. 中年家庭期(空巢期)　孩子外出工作或另组家庭，原来的家庭只剩下夫妻两人。人进入更年期后，生理上开始出现功能减退，更年期综合征是此期生理的特征表现。此期应进行定期的健康体检，注意预防老年病，如高血压、冠心病、骨质疏松、前列腺肥大、关节疾病等的发生，做好老年性疾病的三级预防工作。同时应注重心理保健。

8. 老年家庭期　此期是人从退休、丧偶至家庭结束为止。老年期的家庭成员基本上都步入老年阶段，退休、疾病、依赖、孤独为此期的特点。此期老人在经济和生活上对家庭的依赖性增加，亲朋尤其是配偶的死亡将增加其失落感。某些老年性疾病，如心、脑血管疾病，视力、听力退化性疾病，代谢紊乱性疾病等，有时是难以避免的。社区护士应加倍关心处于此期的家庭成员，给予疾病的预防和护理，鼓励家庭成员积极主动地参与社会的各种活动。同时，提醒子女对老年期家庭的父母给予更多的关心和照顾。

六、家庭资源

一个人或一个家庭在其发展过程中，总会遇到困难、压力等事件，甚至处于危机状态。这时，个体或家庭便会开始寻求足够的支持，以克服困难，减轻压力，渡过危机。个体除动用个人力量外，位于二线的支持便是他的家庭，此外还有外部的支持，如来自于邻居、义务工作者、社区服务团体等的支持。这种家庭为了维持基本功能、应付压力事件或危机状态、满足个人的发展需要所必需的物质和精神上的支持，称为家庭资源。家庭资源充足与否，直接关系到家庭及其成员对压力及危机的应对能力。家庭资源可分为家庭内资源和家庭外资源。

(一)家庭内资源

1. 经济支持　家庭对成员提供的各种金钱、财物的支持。
2. 健康维护　家人参与对成员健康的维护和支持。
3. 医疗处置　家人维护个人健康做出的正确的医疗决定和反应以及提供和安排的医疗照顾。
4. 情感支持　家人对成员的关怀、体贴及精神支持。
5. 信息和教育　家人对成员提供的医疗资讯及建议。
6. 家庭结构上的支持　家庭住所或设施的改变，以适应患病成员的需求。

(二)家庭外资源

1. 社会资源　来自亲朋好友及社会团体提供的物质上的帮助与精神上的关心和支持。
2. 文化资源　文化教育、文化传统及文化背景对家庭的支持。
3. 宗教资源　宗教信仰、道德、良心、宗教团体的支持。
4. 经济资源　职业收入、保险支持及社会赞助等。
5. 教育资源　社会教育制度、教育水平、教育方式及接受教育的程度。
6. 环境资源　邻里关系、社区设施、公共设施、居所环境、环境控制。
7. 医疗资源　卫生保健政策、制度及服务水平等。

(三)家庭压力事件和家庭危机

1. 家庭生活压力事件　家庭压力指家庭中所发生的重大生活改变,包括家庭突发事件(失业、住所迁移)、家庭成员角色的改变、家庭成员道德的颓废、有家人患急病或重病等。家庭是提供支持的重要资源,但它同时也是绝大多数人压力的来源。生活压力事件是指在生活中遭遇的重大事件,可以扰乱人们心理和生活的稳态。无论是令人愤怒的还是兴奋的生活事件都能对人产生压力。越是消极的、突然产生的、无法预料和控制的生活事件,引起的压力也就越大。

生活压力事件的种类可分为家庭生活压力事件、个人生活压力事件、工作生活压力事件及经济生活压力事件,其中家庭生活压力事件是家庭成员压力的主要来源。Holomes 和 Rahe 将 43 个常见的生活压力事件根据压力感的大小和调适的难易进行排序,发现排序在前 15 位的生活压力事件主要是家庭生活压力事件(见表 5-3)。

有学者研究了生活事件与个体健康状况变化之间的关系,制定出各种生活事件量表,用生活变化单位(LCU)对各种生活压力事件进行评分。如美国学者霍尔姆斯等人,制定了生活压力事件心理应激评定表。他们的研究发现,生活变化单位与个体的健康有关,如 LCU 小于 150,一年内保持健康状态;LCU 在 150～300 之间,出现健康问题的可能性约为 50%;LCU 大于 300,则患病的可能性约为 80%。

表 5-3　家庭生活压力事件对家庭成员产生的压力排序

家庭生活事件	LCU 的分值	前 15 位排序
配偶死亡	100	1
离婚	73	2
分居	65	3
亲密家属死亡	63	4
结婚	50	7
夫妻和解	45	10
家庭成员健康的重大变化	44	11
怀孕	40	12
新家庭成员进入家庭	39	13
与配偶发生激烈吵闹	35	
子女离家	29	
姻亲之间发生矛盾	29	
妻子开始或停止外出工作	26	
家庭团聚的变化	15	

2. 家庭危机　压力作用于家庭和家庭成员后,会对家庭及其成员产生一定影响,如果调适不良即可能产生功能障碍甚至呈现病态。家庭在生活中遇到的威胁家庭生存、完整及发展的紧张事件,使家庭的正常功能遭到破坏,家庭处于的这种特殊状态称为家庭危机。

（1）家庭危机的常见原因

①家庭生活周期变化：当家庭从家庭周期的一个阶段转变到另一个阶段时，可产生紧张、刺激，若家庭及家庭成员不能及时适应，家庭就可能会出现家庭危机。

②家庭生活事件：常见的有家庭负担增加、家庭出现重大变故、家庭成员出现严重道德或行为问题、家庭成员发生严重疾患或家庭有临终病人等。

正常的或不正常的家庭生活事件均可能成为引起家庭危机的原因（表 5-4）。

表 5-4　家庭危机的原因

正　常	异　常
家庭成员增加	
领养儿童	意外怀孕
亲友搬来同住	继父、继母、继兄弟姐妹搬入
孩子出生	
结婚	
家庭成员减少	
老年家人或朋友死亡	子女离家出走
家人因小病而暂时不能做事	家人或朋友从事危险的活动（如战争）
同龄的伙伴搬走或另找新朋友	家人或朋友住院
家人按计划离家（如孩子入学、野营、外出工作）	夫妻离婚、分居或被抛弃
	家人或朋友猝死或暴力性死亡
不道德事件	
违抗社会和（或）家庭、社区的规范	酗酒、吸毒
	对配偶不忠、通奸
	入狱
	被学校开除
地位改变	
参加或离开俱乐部、政治职位等	身体或情感上出现/消除障碍
搬家或转学	代表社会地位的生活条件的改变
生活周期的新阶段（如为人父母，步入中年、老年）	（如汽车、住宅）、失去自由（如沦为难民、入狱）
加薪和（或）提升职位	没有收入
角色变化（如换工作、单身变已婚）	被学校开除
事业的成败（如学位、生意）	突然出名或发财

引自：刘建芬．社区护理学．中国协和医科大学出版社，2001

(2)家庭危机的分类

①根据事件的急缓程度

A.急性危机:当一些突发而强烈的紧张事件迅速破坏了家庭的平衡时,出现急性危机。

B.耗竭性危机:也称慢性危机,当一些慢性的紧张事件逐渐堆积到超过家庭及其成员的所有资源的限度时,家庭出现耗竭性危机。

②根据原因

A.意外事件引发的危机:这类危机是由来自家庭外部的作用而引发的,一般是无法预料的,是各类危机中最不常发生、最严重的一种,如死亡、住所被毁灭、破产等所造成的家庭危机。

B.家庭发展所伴随的危机:此类危机是由家庭周期各阶段特有的变化所引起的,具有可预见的特点。一类是无法避免的,如结婚、生子、孩子入学、退休、丧偶等;另一类则是可以预防的,如青少年子女的性行为、中年时的离婚、通奸等。

C.与照顾者有关的危机:这类危机是由家庭因某些原因而单方面的长期依赖外部力量造成的,如家庭内有慢性病人长期需要照顾、家庭靠福利机构救济生活等。当家庭想要摆脱依赖,或家庭希望一次性治好病人,或外部力量发生改变而未做出解释时常会发生危机。

D.家庭结构本身造成的危机:这类危机的根源埋伏在家庭结构内部,可以造成家庭矛盾的突然恶化。发生时,可有压力事件的触发,也可没有。由于这种危机起于内部,因而具有反复发作的特点。常见于酗酒家庭、暴力家庭、通奸家庭及反复用离婚、自杀、离家出走等应付普通压力的家庭。处理这类危机时,社区护士应避免被表面的各种现象所迷惑,而应找出埋藏在背景后的根本问题。

社区护士可通过家庭访视与社区护理等形式与病人交流,了解居民家庭资源状况,评估可利用的家庭内、外资源的丰富程度,必要时可将结果记录下来,存入护理病历。当家庭资源不足或缺乏时,社区护士应充分发挥其协调作用,帮助病人及家庭积极寻找和利用家庭外资源。

七、健康家庭

(一)健康家庭的条件

1.具有良好的交流氛围　家庭成员能够彼此交流感受、理想、信念,相互关心、体贴,使用语言或非语言的沟通方式促进相互了解,并能及时化解冲突。

2.能增进家庭成员的发展　家庭给家庭中各成员有足够的自由空间和情感支持,促使成员的健康成长,能够随着家庭的改变而调整角色和职务分配。

3.能积极地面对矛盾及解决问题　对家庭及其成员负责任,并积极解决出现的问题。遇有解决不了的问题,不回避矛盾,并积极寻求外援帮助。

4.有健康的居住环境及生活方式　能认识到家庭内的安全、营养、运动、休闲等对每位成员的重要作用。

5.与社区保持联系　不脱离社会,充分运用社会网络,利用社区资源满足家庭成员的需要。

（二）家庭对健康的影响

1. 一般影响

(1)对遗传和生长发育的影响

①遗传性疾病和先天性疾病：遗传性疾病主要取决于父母的遗传基因，如血友病、白化病；先天性疾病与家庭和父母亲也有着密切的关系，如某些先天性因素，感染、药物、放射线等对胎儿的正常发育可能产生一定影响。

②躯体和行为的生长发育：个人成长、发育的最重要阶段(0～20岁)大多是在家庭中度过的。身体的生长、发育与家庭提供的营养是否科学、合理密切相关。研究表明，婴儿出生后母婴之间的早期接触，有利于母子亲和力的建立，同时对婴儿的生长、发育也有着十分重要的促进作用；在行为的发育方面，家庭对儿童的心理和行为发展具有潜移默化的作用，尤其婴幼儿在3个月至4岁期间，亲情的剥夺可严重阻碍儿童身体和心理的正常发育。缺少亲情可减少生长激素的分泌，导致儿童身体发育不良；缺少亲情的儿童，成人后可能出现精神抑郁、人格障碍或自杀倾向。

(2)对心理、情绪和性格的影响：家庭对其成员心理、性格等方面的影响，既有遗传基因方面的因素，也有客观环境方面的因素。人的心理、情绪、性格与健康的关系十分密切，许多疾病的发生都与不良情绪有关。家庭氛围不良，可引起家庭成员的情绪反应，严重时可表现为心理扭曲或变态。

(3)对卫生习惯和行为方式的影响：个人的卫生习惯对保持健康十分重要，而卫生习惯的养成与家庭的关系十分密切，家庭成员的健康信念和求医行为也可相互影响。家庭的行为方式是指家庭成员的行为表达方式。行为方式是每个人的心理状态、气质、性格、文化素质、道德修养的外在表现。行为方式与家庭的影响密切相关。

(4)对疾病的发生、传播、治疗、康复、预后及预防的影响：某些传染病容易在家庭成员之间传播，一些神经、精神性疾病也有在家庭内传播的倾向。有关研究显示，呼吸系统和消化系统疾病在家庭内感染情况与家庭结构有密切关系；患神经疾患的人，其配偶有出现类似疾患的倾向，尤其是在共同生活了7年之后。家庭的关怀和支持对各种疾病或残疾的治疗和康复有着极大的影响，中风瘫痪病人的康复、糖尿病病人的饮食控制均与家人的支持与监督密切相关。又有统计发现，丧偶和离婚者的患病死亡率高于家庭完整者，这说明家庭和婚姻对人的健康有一定的保护作用。同时，家庭也是预防疾病的最基本单位，积极开展家庭保健，有利于提高家庭成员的整体健康水平。

2. 失衡家庭对健康的影响

(1)家庭结构破坏对健康的影响：其中以丧偶、离婚对健康的损害最大。离婚者不仅影响离婚夫妻双方的健康，也严重影响子女的身心健康。离婚者的子女容易出现心理问题和人格缺陷。

(2)家庭功能紊乱对健康的影响：既影响物质生活，也影响精神生活。家庭社会化功能紊乱可产生青少年心理问题，甚至青少年犯罪。卫生保健功能失调与营养性疾病、传染性疾病、心血管疾病等有明显的关系。

(3)家庭关系失调对健康的影响：家庭是一个具有密切感情接触、以感情为纽带的团体，是家庭成员休息、娱乐、寻求感情安慰的场所。家庭成员之间关系不融洽，不能相互支持，家庭反而会成为烦恼的来源，会给每个成员的健康带来不利的影响。特别是对于病人来说，需要家庭成员在物质和精神上的支持和帮助。

第二节　家庭访视

20世纪80年代以来，我国在下述诸方面发生的变化，已经引起人们的广泛重视：首先，由于疾病谱的改变，与生活方式和社会环境相关的慢性病取代传染病，而行为生活方式如吸烟、酗酒、饮食等均与家庭环境密切相关；其次，社会老龄化，特别是社区需要长期照顾的老年人增多，随着我国计划生育国策的有效实施，预计今后老龄化问题会更加突出；第三，家庭不仅是引发疾病的来源，同样也是预防疾病可以利用的资源。

一、概述

家庭访视是社区护理的主要服务形式之一，是社区护理人员为实现促进社区人群健康，进行预防保健、康复和护理的基本手段。通过家庭访视，社区护理人员能够早期发现并解决家庭的健康问题，充分调动社会、家庭和个人的因素，帮助家庭成员树立正确的健康观念，对家庭中的个人或整个家庭进行护理干预，并使其自觉地促进和维护自身和家庭的健康，从而达到全民健康的目的。

在进行家庭访视的过程中，社区护理人员要考虑家庭对个体影响的因素及家庭作用，并运用人际沟通的技巧和恰当的工作方法，完成在家庭访视中所要进行的各项护理干预，达到预期的护理结果。

（一）家庭访视的概念

家庭访视简称家访，指的是为了维持和促进个体和家庭的健康，在服务对象的家中进行的有目的的交往活动，是开展社区护理的重要工具。护士通过家庭访视，能实地了解家庭环境、设备、家庭成员的健康状况、家庭结构及家庭功能，从而发现家庭的健康问题，并运用家庭的内在、外在资源，进行护理干预，使家庭重新获得安宁与健康。

（二）家庭访视的目的

1. 协助家庭发现有碍健康的问题，并协助家庭予以解决。
2. 为居住在家的患者或残疾者提供合适、有效、综合性的照顾。
3. 加强家庭功能的发挥，促进家庭成员之间的人际关系。
4. 促进足够和有效的支持系统，鼓励家庭充分利用有关健康资源。
5. 促使家庭及其成员正常生长和发展，提供有关健康促进和疾病预防的健康教育。
6. 促进家庭环境的健康。

（三）家庭访视的优缺点

1. 优点

(1)家庭场所为照顾个体提供更多的机会。

(2)大多数人更愿意在家里接受照顾。

(3)减轻护理对象的紧张情绪，促进护士与护理对象的交流和沟通。

(4)通过了解护理对象的生活方式、兴趣、态度及价值观等,充分收集资料。

(5)能观察与健康有关的环境因素如住房状况、经济状况、环境因素等,了解这些因素对健康的影响。

(6)人们在自己熟悉的环境中容易接受信息,更能理解生活方式对健康的影响。

(7)与家庭成员共同制定护理计划,有利于家庭成员的积极参与。

(8)在家中照顾患者可减少病人住院次数和缩短住院时间,从而减少医疗花费。

(9)可促进护士对护理对象家庭的关心、尊重和理解。

2.缺点

(1)需花费准备访问的费用、交通费、提供直接服务所需时间。

(2)缺少听取具有共同问题人群经验的机会。

(3)家庭一些不利于工作的因素,如电话和电视发出的噪声、意外的事件、小孩顽皮及亲朋好友的随机来访等,护士难以控制。

(4)由于某种原因(如被认为侵犯私生活,文化或价值观的差异)造成人们的抵制或恐惧的情绪。

(5)护士的安全是需要考虑的问题。

(四)家庭访视的对象及访问次数

1.对象　家庭访视的对象一般是社区的脆弱群体,对他们应给予特别的关心和护理。脆弱的护理对象包括:特别贫穷的家庭,健康问题多发家庭,不完整的家庭,具有遗传性危险因素或残疾者的家庭,家庭功能不完善的家庭及具有慢性疾病的患者家庭等。

2.家庭访问的次数　决定访问次数时,应考虑到各种因素的影响。这些因素包括社区护理人员数、可用时间、预算、护理对象的各种状况,急需解决问题的严重程度,患者家庭访问社区服务中心的次数,护理对象的时间等都是不可忽视的因素。

(五)家庭访视的次序安排

在许多需要接受家庭访视的对象中有婴幼儿、孕产妇、慢性病人、老年人及高危人群等。社区护士在有限的时间、人力情况下,应合理安排家庭访视的优先次序,以便充分利用时间和人力。

1. 影响人数的多少　一个健康问题影响人数的多少,是安排优先访视首要考虑的问题。一般来讲,影响人数越多则越应优先考虑,尤其是传染病,若不及时加以控制,将会影响到更多人的健康。如传染性腹泻、甲型肝炎等个案,社区护士必须优先访视。

2. 对生命的影响　对于社区致死率较高的疾病,应列为优先访视。如社区中的外伤、出血应安排优先访视,并积极配合急救或协助送往附近医院治疗。家庭患有心脏病和肺心病的病人,也应优先访视或安排家庭护理。

3. 是否留下后遗症　疾病的后遗症会造成患者家庭和社会的极大负担,如心肌梗死、中风等患者出院后仍需加强对病人的护理,因此应优先访视和安排具体的家庭护理。

4. 卫生资源的控制　对于预约健康筛查未能如期进行的病人,如高血压、糖尿病,疾病的控制程度将对其今后的生活质量产生很大影响。由于未能及时监测到疾病早期症状而使得病情进一步发展,将会加重病人的痛苦和导致卫生资源的浪费,此类患者也应优先访视。

在优先访视的患者中,各有不同的情况,应具体情况具体分析,本着先急后缓、先重后轻、先非感染后感染的原则灵活安排访视程序和路线。例如,同时需要访视两个病人,一个居住较远且病情严重,另一个居住较近病情较轻,则应当优先访视前者。又如,一处同时有两个病人需要访视,一个患者躯体留置引流管需要换管,另一位病人患有褥疮已破溃感染要求换药,则应安排前者优先处置,清洁双手后再对后者进行换药。

(六)家庭访视护士的职责

1.提供直接护理　直接护理指的是在家庭访视中执行的实际护理活动。直接护理活动包括评估服务对象的健康问题,实施护理操作和健康指导。例如:评估一个家庭成员的心血管系统的健康问题,为家庭卧床患者进行皮肤护理,教会糖尿病患者及其家属有关饮食、用药和运动方面的知识等。

2.协调、合作服务　家庭访视护士的另一职责就是协调其他专业或跨专业的、与服务对象护理活动有关的服务,尽管有时这些服务并不都是由健康服务机构提供的。这个角色重点应具备如下的能力:评估服务对象的需求,识别使服务对象的需求得到满足的方法和途径以及制定有关计划。

3.介绍社会资源　社区资源指的是在社区中存在的任何可以利用的机构、组织、项目或服务等。为了执行资源协调者的功能,社区护士必须充分了解有关机构提供的服务内容及社区可利用的资源,清楚地了解健康服务机构中其他服务提供者的职能,如社区有多少心血管专家、理疗师、运动治疗师等,分析和研究他们的工作职责,积极与他们密切合作,为社区居民提供健康服务。

4.健康教育　实施健康教育是社区护士的重要职责,它不仅为家庭提供健康信息,同时还要帮助家庭成员有效地应用保健知识。为了维持和促进家庭的健康,健康教育的内容应包括:健康行为教育,适应父母角色的技巧,提供适合家庭需求的知识,提供应对各种问题的技巧,促进家庭内部有效交流以及提高家庭自理能力等。

(七)家庭访视护士与服务家庭的关系

1. 处理护士与服务家庭关系时需遵循的原则

(1)护士强调的是整个家庭。

(2)健康服务应包括整个健康范围的需求和三级预防。

(3)家庭在进行有关他们的健康决策时有自主权。

(4)护士在服务家庭中是个客人。

2. 护士与服务家庭关系建立的过程　保持护士与服务对象的联系和交流对所有的护士来说是基础。与服务家庭建立护士-服务对象的关系对社区护理是非常重要的。这种关系的建立过程包括开始阶段、工作阶段和结束阶段。每个阶段都要经过护士与服务家庭的一系列接触,如家访、电话联系等。

3. 护士与服务家庭关系的特点　护士与服务家庭的关系与在医院与病人的关系不同。在家庭护理中环境因素受服务对象的控制,护士被看成是客人。此外,由于护士与家庭的关系持续时间较长,因而具备如下特点:

(1)家庭对家访有控制力和同意权:家庭成员可以明显地拒绝合作、设立访视时间或决定是否同意护士进入他们的家庭,因为他们担心护士将会如何审视他们以及他们的生活方式和卫生行为。同样,护士对访视新的、不了解的家庭有时也会存在顾虑,担心家庭不配合或完全拒绝。

(2)护士与服务家庭关系的另一个重要特点就是制定的护理目标常常是长期的。例如，一个刚诊断为高血压的患者，需要长时间调整用药、改变饮食及其他生活方式，通过长时间的护理，加深了彼此之间的了解，同时通过与家庭分享经验，使家庭能更好地理解护理效果。为了达到长期目标，设立短期目标也显得非常重要。在医院实施的护理措施，在家庭护理中就可能成为需要家庭成员学会和掌握的短期目标。例如，在住院时“按医嘱给药”是一护理行为，而在家庭护理中，“配偶能按医嘱给病人服药”就成为了一个行为目标，与此相关的护理措施就是健康教育。

(3)护士的服务活动与家庭成员的行为相互配合，家庭成员对他们的健康有更大控制力。若护士和家庭要获得长期的成功，就需要确立共同目标，互相配合。除了紧急情况外，家庭有权决定处理问题的主次，例如一个母亲关心孩子的学习成绩胜于自己的疾病。如果护士没有注意和顾及到家庭最关心的重点问题，就可能导致家庭认为护士并非真正地关心他们。有时重点问题并不直接与健康有关，或者是需要其他专业或机构才能解决的。护士应全面考虑家庭的压力、解决问题的能力及可利用的资源等，为这个家庭做出准确的判断及合理的安排，提供及时、恰当的帮助，以密切护士与服务家庭的关系。

二、家庭访视的种类和原则

(一)家庭访视的种类

1. 预防性家访　目的是预防疾病和健康促进，主要用于妇幼保健性家访与计划免疫等。

2. 评估性家访　目的是对服务对象的家庭进行评估。一般是一次性的，常用于有家庭危机或心理问题的病人以及老年、体弱或残疾人的家庭。

3. 连续照顾性家访　目的是为病人提供连续性的关怀和照顾，需要定期进行。主要用于患有慢性疾病的病人、行动受限的病人、家庭病床病人、需要进行康复护理的病人以及临终的病人的家庭。

4. 急诊性家访　针对病人临时出现的问题或紧急情况进行的家访，多为随机性的。

(二)家庭访视的原则

1. 确定健康问题应以生命周期和家庭周期所涉及的问题为主线。

2. 疾病控制要进行三级预防。

3. 利用专业技术，坚持科学的态度，保守访问家庭时所涉及的秘密。

4. 掌握并充分利用社区资源，保证安全。

5. 利用熟练的人际关系和沟通技巧，获得护理对象的信任。

6. 以病人为中心，动员个人、家庭和社区积极参与，与护理对象共同制订护理计划、实施和评价。

三、家庭访视的工作内容

(一)建立家庭健康档案

为居民建立家庭健康档案，能够了解居民的一般情况，健康状况，求医方式，医疗费用情况，生活、卫生习惯及环境状况等，为促进人们健康做好初级卫生保健提供信息。

（二）家庭评估

根据不同家庭的结构类型、所处的生活周期、所面临的问题和承受的压力、生活环境等情况，运用家庭评估的工具，分析家庭各成员在家庭中所扮演的角色、家庭成员之间的沟通、情感交流、相互支持等状况，判断家庭功能是否正常，即是否符合健康家庭的特征，从而找出影响家庭健康的问题，进行家庭护理。

（三）健康知识的普及教育

调查居民掌握卫生知识的情况，了解居民的健康观念、饮食习惯、卫生条件及起居情况等，找出健康知识缺乏的具体问题。通过黑板报、个别谈话、座谈会、讲课等多种形式进行健康教育，减少现代文明病的发生，提高人口的综合素质。

（四）孕妇、产妇、儿童、老年人保健

孕妇、产妇、儿童及老年人不属于病人的范畴，然而这些人需要有医务人员的照护。由于他们去医院求诊多有不便，更需要社区护理人员通过家庭访视，定期进行检查，进行保健指导，使孕、产妇及儿童能顺利度过人生的特定阶段，使老年人能提高生命质量，安度晚年。

（五）居家病人的护理

老年病人、慢性病人及手术后恢复期的病人在家接受医疗和护理，能减少因住院而支付的费用，免去家属因照顾病人而往返于医院、工作单位和家庭之间的辛劳。社区护理人员应具有高度的责任心与同情心，运用丰富的临床护理知识及熟练的护理操作技能，为居家病人提供整体护理，使病人尽快恢复其社会角色功能，为社会做出贡献。

四、家庭访视的协议

家庭访视的协议是以护理对象具有自理能力为前提，通过护士和护理对象之间的充分协商而签订的。签订家庭访视协议的目的是为了达到健康目标，达到护理对象与护理人员预定的具体目标，是支持和强化护理对象参与健康管理的一种手段。它与法定文件不同，可以随时协商修改。

（一）协议的性质和价值

1. 性质　家庭访视协议体现同伴关系、形式化、协商等性质。

2. 价值　通过签订家庭访视协议，共同制订计划，强调同伴关系；鼓励护理对象成为独立的角色；强调方法；用学习的基本原理，相互协商等。

（二）服务对象个人与家庭的协议

社区护理是通过社区护士与护理对象的相互作用而提供的连续性的护理服务，应鼓励服务对象作为同伴者积极参与自己的健康管理。因为家庭参与的并不是护士的活动，而是自己的健康管理，护士是在帮助家庭进行健康活动，这一点与临床病人的完全依从关系是不同的。

（三）协议的优点

1. 护理对象可主动参与自身的健康管理。

2. 为护理对象完成特殊任务提供动力。

3. 实施适合护理对象独特需求的个体化的健康管理。

4. 提高达到健康目标的可能性。

5. 提高护理对象或护士解决问题的能力。

6. 通过自我护理，增加护理对象的独立性及自尊心。

7. 提高护理服务的效率及经济效益。

(四)协议在家庭访视活动中的应用

提供家庭护理服务时，常用的协议有护理服务内容的协议、护理对象与护士之间的协议、家庭与护士之间的协议等。

五、家庭访视的程序

家庭访视的基本过程包括准备→正式访视→访视记录→预约下次访视时间→评价→访视终止。

(一)准备

家庭访视前，访视者应做好充分的准备工作，这是达成访视目标的重要前提。具体准备工作包括如下几项内容：

1. 选择访视对象　根据初级卫生保健的需要和社区护理服务的需求，选择访视对象。如果是以居民为单位，进行每户家庭的调查、或建立家庭健康档案、或进行家庭功能评估，访视对象即为家庭中的任何一员；如果是实施家庭护理，访视对象即为家庭中的病人，但在选择家庭病人的访视顺序时，要根据病情的轻重缓急，合理安排访视顺序。

2. 做好与访视对象的联络　联络方式根据访视目的和范围的不同而有所区别。群体性的以书面通知、广播通知或上门通知的形式联络，通知每家每户，使居民能事先了解访视的目的与具体时间，以便能更好地配合。访视对象如为个体，则以电话联络为妥，常用于居家病人的护理。要了解访视对象目前状况以及护理需求，应通知上门时间，使得访视更加有效。

3. 明确访视的业务要求，确定目标　在访视前要熟悉访视所用调查表、评估表或健康档案的具体调查要求和填写要求，以便必要时对居民做出准确的解释。要查阅居家病人的护理病历，了解病情的动态变化或护理需求，以确定本次访视的具体目标。访视目标要具有科学性、可行性及可测量性。

4. 合理安排访视路线　在访视前还需合理安排访视路线，以减少不必要的路途往返时间。其中居家病人的问题严重或居家病人急需护理，则应优先访视，而传染病病例则应放在最后访视。

5. 物品准备　访视前所准备的物品应根据所选访视对象的具体情况和访视目的而定，准备一些必要的物品，如听诊器、血压计、碘伏、生理盐水等。将以上物品放置访视箱内便于携带；或根据访视目的，准备一定数量的调查表，以便进行调查。访视前的自我准备也是非常重要的，访视者要保持仪态端庄、举止稳重，以取得访视对象的信任。还可根据情况准备雨具、零钱、电话号码等，以防万一。

(二)正式访视

首先访视者要做自我介绍，说明来自何医疗卫生单位、姓名、来访目的、所需时间等，必要时出示有关证件；态度要和蔼、谦逊，不要以居高临下的口吻与访视对象交谈；要以访视对象的全家为工作单位，耐心倾听访视对象的叙述，尊重其想法并维护其隐私权。

根据初级卫生保健工作的需要，有时需要为居民建立家庭健康档案，了解家庭成员的年龄、职业、文化程度、个人嗜好、医疗费用承担形式、经济收入、卫生习惯及健康状况等，以全面了解某社区居民的健康状况，为初级卫生保健工作提供科学的依据。在调查过程中，要耐心向居民解释调查及建档工作的重要性，耐心询问需要了解的相关内容，使建档工作能够顺利进行。

在开展具体的家庭功能评估时，要运用有关的工具和技巧，收集与家庭有关的资料，对照健康家庭的条件，找出访视家庭存在的健康问题，并针对家庭评估出现的健康问题，制订家庭护理计划，为病人提供整体护理，使病人在家中也能得到与医院一样规范和高质量的护理。在为病人提供护理的同时，要充分利用家庭资源和社区资源，以解决其家庭健康问题，还要指导病人的照顾者，使其学会简单的护理方法，从而能更好地为居家病人提供连续性、综合性的护理服务。

根据居家病人缺乏的健康知识，进行相应的健康教育。护理干预措施还包括社区康复护理，使伤残对生活的影响降低到最低限度，最大限度地发挥伤残后的残余功能，提高生活质量，恢复其应有的社会、家庭角色功能。

（三）访视记录

访视记录的目的是让其他访视者了解每次护理的项目和护理过程，分析病情动态变化；同时还可使业务指导者了解护理经过和护理结果，以评价护理干预的效果，与护理人员共同研讨和修改护理计划，提高居家病人的护理质量；家庭访视所得到的调查资料，能为社区护理人员确定初级卫生保健工作重点提供信息，同时也能为行政领导决策提供依据，如改造环境、出台相应的配套政策等；访视记录还可供实习人员了解访视的方法和具体内容。故访视记录可作为科研和教学的重要资料。

访视记录的内容应包括各项护理活动的具体服务项目、所需物品、居家病人的健康问题、护理干预措施、护理预期结果和护理效果评价。如为长期卧床病人实施皮肤护理，应记录所观察到的病人皮肤的情况、所施行的护理措施、护理后皮肤血液循环改善的情况、下次护理应注意什么问题等。其他如测量血压、测尿糖等的结果务必逐一记录，以便让其他护理人员了解服务概况。

访视记录的原则是正确、简要、及时。各项护理记录要按标准书写，文字通顺易懂，字体端正，没有涂改，记录整洁、简练，并签全名，及时完成各项记录。

家庭访视后还应根据需要办理收案、转案、重开案或销案等手续，并填写工作日报表或其他统计报表。家庭访视的对象应视为个案，其中有一部分个案对护理有较高需求，须列入个案管理的范围，故须根据具体情况办理个案管理中相应的手续。

（四）预约下次访视时间

访视结束后，根据访视对象健康问题的严重程度，预约下次访视时间。一般调查和健康指导的家庭访视只需一次即可；如遇老年病、慢性病、新生儿疾病等则应根据实际情况，与访视对象预约下次访视时间，让病人和家庭做好准备。此外，社区护理人员可将社区护理机构（或医疗机构）的地址、电话号码和自己的姓名留给访视对象，以便让病人或家属主动与护理人员联系咨询。

（五）评价

评价工作可在家庭访视的任何一个阶段进行，主要评价家庭访视目标的可行性、所采取护理措施的合理性以及预期访视结果的达成度，根据未解决的和新出现的健康问题，制定下一次家庭访视目标。通过多次家庭访视，实施各项有效的护理措施，最终解决健康问题。

（六）访视终止

在最后的家访中，护士应开始向家庭提起不久将要终止护理服务，并共同确定下一个访视日期和目标作为此次访视终止的标志。护士应与家庭讨论有关目标完成情况，与护士交往的满意度以及继续保持健康的计划等。护士还应让家庭知道什么情形下需再寻求健康服务，如当慢性精神病患者的症状和体征再次出现时，家庭则需与健康服务机构再度联系。

六、家庭访视的安全问题

社区护士是社区公认的医疗服务者。尽管在家访过程中危害护士个人安全的问题并不多见，但不安全的因素却是始终存在的。因此，社区护士在家访时，必须注意安全问题。

（一）护理人员应具有自我保护意识

护士在家访时也许会遇到一些有敌意、发怒、情绪反复无常的服务对象，而且对周围的陌生环境不能自如地控制，此时应采用以下安全措施：

1. 家访前与该机构其他人员一道准备行程计划，包括家访的时间和走访家庭成员的姓名、地址、电话及交通工具等。访视前尽可能用电话与家庭取得联系，询问好地址，确认家庭所在位置及行走路线。

2. 穿着合适、大方、得体的衣服或穿单位规定制服，穿舒适的鞋子，以方便跑动。不要佩戴贵重的首饰。

3. 随身带上身份证、工作证及零钱。零钱以备打电话等急需之用，但不宜太多。

4. 尽量避免去一些偏僻的场所如小胡同、地下室、空旷的建筑或偏远的地方等。如果一定要去这些场所，需要一名陪同人员同行。

5. 护士对家访有决定的自由，如果觉得不安全就可以不去。

6. 在家访前，如有必要，例如访视家庭是一个单身的异性，护士有权要求有陪同人员同行。

7. 如果护士在服务对象的家中看到一些不安全因素如打架、酗酒、有武器、吸毒等，可立即离开。

8. 护理箱应放在护士的视野内，不用时把它盖上，以免小孩或宠物好奇玩弄。

9. 只在计划好的工作时间内进行访视，如有例外，应得到所在卫生机构的同意。

（二）注意路途安全

社区人员在家访时应严格遵守安全交通规则，认真做好自我防护措施。

（三）在家访过程中应付危急情况的原则

在家访时存在或潜在的危险随时都可能发生。当护士遇到服务家庭有人打架或有人手持武器等不安全情况时，应遵循以下两个原则：

1. 保护自己的安全　护士在家访遇到上述情况时，如果感到害怕、很紧张，就不能发挥应有的功能，即使护士卷入其中或受到了伤害也于事无补。护士可以离开这个家，同时向走访家庭要求更换家访时间，并向单位通报此事。

2. 保护家庭成员的安全　如果护士认为访视的家庭中有人可能有大的危险或已经受伤，必须立即报警，同时立即通知急救中心。

七、家庭访视的沟通技巧

家庭访视是一个比较特殊的访视过程，社区护理人员对家庭而言是个陌生的闯入者，而所访视的往往是有问题的且需要帮助的个人或家庭。因此，与家庭成员之间建立良好的人际关系，并取得他们的信任是至关重要的，同时也是家庭访视成功的首要条件。

(一)沟通的原则

沟通的原则是公正，真诚，尊重人格，亲和友善，言行一致，保护隐私，倾听与征询。

(二)沟通的技巧

沟通技巧可分为语言行为和非语言行为。

1. 社区护理人员的语言行为　语言是人际交往中常用的技巧，语言能清楚地将信息传递给对方。社区护理人员在访视时，要充分考虑对方的年龄、职业、性别、受教育程度、疾病性质及病程长短等，选择恰当的语言，使彼此理解、沟通，达到访视目的。

(1)访视用语要求：访视者要注意语言的规范性，语言内容要符合医学科学的原则，通俗易懂且有教育意义，言语要清晰、温和，措辞要准确、得当。访视者还要注意语言的情感性。语言的情感性具有较强的感染力，可以拉近访视者与访视对象之间的距离。访视者在进入访视角色时，应以满腔的热情面对访视对象，要具有真诚的爱心和同情心，关心帮助访视对象，以取得信任。访视者还需注意语言技巧，尽量回避家庭矛盾。要遵守医疗保密制度，对危重病人尽量减少其精神压力，不能直言相告病人的病情，应用比较委婉、含蓄的语言表达。

(2)访视中的常用语：家庭访视时，访视者使用的语言要文雅、得体。在礼貌用语方面，要使用诸如“请”、“您”、“谢谢”、“对不起”、“让您受苦了”、“请原谅”、“没关系”、“别客气”、“您早”、“您好”、“再见”等。在称呼时，应视访视对象的具体情况，称“叔叔”、“阿姨”、“大伯”、“大妈”、“老人家”、“先生”、“女士”、“小朋友”等。在与访视对象电话联系时，要注意语言简洁、明了、切题，言语清晰、和气，如“您好，这是××社区护理服务站，请您找××大妈接电话”。

2. 社区护理人员非语言行为　非语言行为也是人际交往中常用的技巧，如倾听、面部表情、举手投足等。

(1)倾听：在交谈过程中，要善于倾听对方讲话，这是尊敬对方的表示，要注意对方的眼神，但又不能直盯对方眼睛，也不要左右张望显得漫不经心，不要轻易打断对方的讲话。倾听时可用点头或说“嗯”、“是的”等方式表示鼓励对方继续往下说。

(2)面部表情：在与访视对象交谈时，要始终保持面带微笑，体现出关心、关注。当访视对象由于某些原因导致心情不愉快而出言不逊时，不要与其计较，要控制住自己的情绪，和颜悦色地给予安慰、解释。

对于失语或极度衰弱无力说话的病人，要用手势和面部表情来进行沟通，如用皱眉表示疼痛，摇头表示不同意，闭眼表示可以，竖大拇指表示很好等。

(3)举手投足：访视者入户前先轻轻敲门，得到主人允许后方可进入。入户后，先做问候，再做自我介绍，简要说明来访目的，并随手轻轻将门关上。

（张　梅）

第六章　家庭病床和家庭护理

第一节　家 庭 病 床

一、概述

（一）家庭病床的概念

家庭病床是以家庭为护理单位，选择适宜在家庭环境中进行医疗或康复的病种，让病人在熟悉的环境中接受医疗和护理，既有利于疾病的康复，又可以减轻家庭经济负担和人力负担。家庭病床是顺应历史发展而出现的一种新的医疗护理形式，家庭病床的建立使医护人员走出医院大门，最大限度地满足社会医疗护理需求。家庭病床服务的内容日益扩大，包括疾病普查、健康教育与咨询、预防和控制疾病发生发展。家庭病床的服务从治疗扩大到预防，从生理扩大到心理，从技术活动扩大到社会活动，从医疗内扩大到医疗外，形成了一个综合的医疗护理体系。创建家庭病床，需考虑以下 3 个方面：

1. 适应社会发展需要　我国的家庭结构正在发生变化，年轻人婚后分户独立增多。随着小型家庭的增多，必然会出现老人家庭的增多。这些老人的生活和医疗将依赖于社会。又由于疾病谱及死因谱的改变，由原来以传染病和结核病为主转变为以非传染病为主，高血压、心脏病、脑血管病及恶性肿瘤的发病人数明显增多。这些慢性病人不可能长期住院，他们更希望在家得到护理和治疗。因此，创建家庭病床，确定老年人和慢性病人护理的优先项目，应该引起全社会的关注。

2. 确保医疗护理技术质量　以家庭作为医疗护理环境，对医疗护理技术提出了更高的要求。力求医疗护理技术操作正规、熟练，要求应用医院医疗上比较成熟的经验和成功的技术；实行病人的医疗、护理、生活及活动规律化，以减少并发症的发生，缩短病程，减少病人痛苦，促进疾病的早日康复；要制定病人的诊疗计划、护理计划和生活秩序时间表，使病人有节奏地、自主地进行各项活动与锻炼；在病人的康复过程中，可逐渐增大活动及锻炼的比重，尽量做到不用药或少用药，同时建立良好的医患、护患关系。

3. 加强对家庭病床的管理　各级卫生机构的领导应重视家庭病床的工作，使家庭病床成为医疗卫生体系的组成部分和重要补充，建立健全组织，配备专业人员和必要的设备，完善各级、各项管理制度。

家庭病床的病人不同于住院病人，也不同于一般的随访病人，有其自身的医疗护理特点，应该同样有比较正规的医疗护理服务。因此病种的选择要慎重，以确保医疗护理质量。

家庭病床分散，工作复杂困难，医护人员辛苦，只有从尊重、同情、爱护病人出发，才能提高服务质量，达到防病、治病的目标，完成家庭病床的医疗、预防、科研、教学任务。

(二)家庭病床的特点

1. 家庭病床是以家庭为单位,按各医院所辖居民范围或不同专科来分片、分工负责服务。

2. 家庭病床服务的对象是各种适合在家庭内诊疗的病人,如某些慢性病、老年病及一些疾病的后遗症病人等。由于病人分散,多数病人行动不便,各种诊疗工作都要上门进行,某些医疗设备的应用和诊疗措施就受到一定限制,因而病情严重、复杂、反复变化的病人仍然需要到医院治疗。家庭病床不能取代医院病床。

3. 家庭病床的病种多为慢性病和老年病,其中老年病人约占70%。这些病人的病程长,反复发作,并发症多,且常伴有多种疾病,恢复能力较差,用一般常规治疗效果不满意。因此,家庭病床的医护人员必须具有高度的责任心和精湛的专业技能,并能够运用中、西医多种治疗方法,开展家庭保健、家庭护理指导、家庭健康教育与咨询和康复护理等。

(三)家庭病床的优点

1. 方便病人,使病人在自己家中即能得到及时、周到的治疗和护理。家庭环境和气氛有利于消除病人尤其是儿童患者对医院环境的陌生而产生的不安和恐惧心理。

2. 对慢性病、老年病、肿瘤病等病人建立家庭病床,可减少其对治疗效果的疑虑及对预后所产生的恐惧心理,同时也可免除部分病人因住院而引起对家庭事务的牵挂。

3. 可以缓解医院病床紧张的状况,节省住院费用。

4. 可以节省家属及单位因病人去医院而花费的时间、劳动负担和经济负担。

5. 可保证治疗护理的连续性,保证医嘱的顺利执行。有利于防病、治病和管理相结合,使病人经常处于医护人员监护之下,体现科学的管理。

6. 家庭病床对提高人民群众卫生防病保健意识有促进作用。

(四)家庭病床的服务目的

1. 对患慢性疾病病人和不能自理的病人提供安全的支持。

2. 提高病人的自主能力、机体的功能和生活质量。

3. 尽可能稳定或延缓慢性疾病的发展。

4. 防止急性、亚急性疾病的发生。

二、家庭病床的组织和管理

(一)家庭病床的组织

目前,我国家庭病床工作各地开展情况不同,家庭病床的组织机构也不尽相同。建立家庭病床是卫生保健事业的一项长期任务,是医疗护理业务的一个组成部分,落实和健全组织形式与加强领导是发展和巩固家庭病床的重要保证。

1.当地卫生领导部门要有具体领导分管,负责制订家庭病床的任务、各项指标、各种制度、收费标准、福利待遇以及建立相应的职能机构,并负责落实人员、具体制订计划、定期检查、总结经验。

2.所属医院的家庭病床工作,由业务院长直接领导,根据本地区和本院的具体情况,制订出计划、制度和管理办法,以保证家庭病床工作的正常开展。

3.建立家庭病床的医院应建立家庭病床科,设科主任1名。科主任应具有相当业务水平和一定管理能力，具体负责本科的家庭病床工作的管理和业务工作。

4. 家庭病床科可根据实际需要开设各临床科室的家庭病床，并配备主治医师和高年资住院医师，人数和时间安排可根据实际需要决定。

5. 家庭病床科要配备具有一定护理经验的专职护士，即社区护士和专职统计、内勤人员。

6. 所属医院及医技科室都应配合和支持家庭病床工作的开展，要方便病人，及时准确做好各项辅助诊断及药品、器材的供应。

7. 定期参加家庭病床的查床、分诊工作，建立好协作关系，接受诊疗需要的实验室和病理学的检查，吸收基层家庭病床工作人员参加学习和进修。

8. 家庭病床的工作人员可实行聘任制，除在本单位现有人员中选聘外，也可外聘。但人员要相对稳定，轮换时要在不影响工作的基础上分批进行。

（二）家庭病床的管理制度

家庭病床的管理制度见图 6-1。

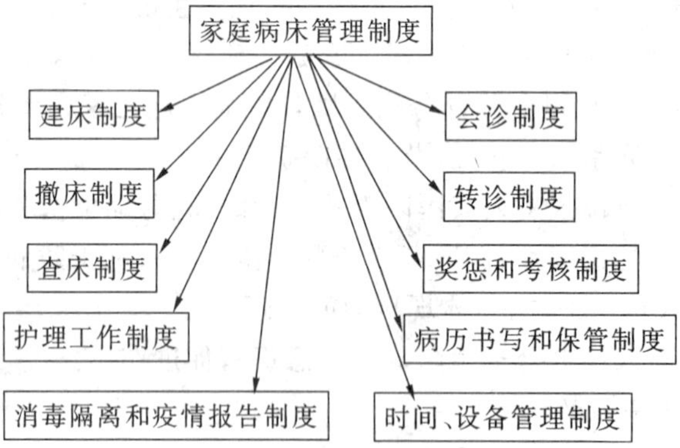

图 6-1　家庭病床的管理制度

1. 建床制度

（1）凡列为家庭病床的病人，在征得病人及家属同意、经门诊或出诊医生诊治后，认为需连续出诊两次以上并需继续治疗的，可通知家庭病床科，由主管医生开具建立家庭病床通知单，并办理建床手续。

（2）由具体经办人填写家庭病床登记册（登记项目包括总编号、科床号、姓名、性别、年龄、地址、工作单位、联系人、建床诊断和日期、转归、医师姓名等），填好家庭病床一览表卡片、索引卡，并通知所属科的家庭病床主管医师。

（3）同一病人若在同一时期内需由两个以上科进行诊治，则以主要疾病科作为建床科，另一科作为配合诊疗，不同时建床。

（4）过去建立过家庭病床而需再次建床时，可作为一次建床数统计，但总编号为原有号码，不另编号。

2. 撤床制度

（1）病人经治疗后，病情痊愈、好转、稳定或治疗告一段落，不需要继续观察时，由负责医师决定，上级医师同意后，可予以撤床，并开具撤床证，到指定部门办理撤床手续。

(2)撤床时，经管医师及护士应向病人及其家属交代撤床后应注意的问题，书写撤床小结，并填好索引。

(3)对病情不宜撤床，但病人或病人家属要求撤床的，如劝解无效，可办理自动撤床手续，并将自动撤床情况记录放于撤床小结中。

3. 查床制度

(1)经管医师在接到建床通知后，应尽快诊视病人，在 24 小时内完成建床病历，并及时做出处理。

(2)根据病人的病情决定查床次数。一般每周 1～2 次，病情多变或病重者应增加查床次数。疑难或危重病人要及时向上级医师汇报。

(3)二级查床在有条件的单位可分科查床，即由各科的主治医师或高年资医师负责，不具备分科二级查床的则由家庭病床科主任负责。对新建床应在三日内进行查床，要审查主管医师的诊断和治疗计划，指导并修改病历，对原有病床每日查床不得少于一次，要了解其病情和治疗效果，及时修正和补充诊疗措施，做好质量把关和带教工作。

(4)查床时应仔细认真询问病情，进行必要的检查与治疗，注意病员的心理变化、饮食、卫生习惯、环境条件等，并向家属说明注意事项和护理要点。对危重病员应做好转院的思想准备。

(5)做好病程记录和治疗记录。

4. 护理工作制度

(1)护理人员应热情主动地为社区病人服务，认真执行医嘱，及时上门进行各项治疗和护理工作。

(2)护理人员上门服务，应取得病人及家属的配合，并指导病人及家属做好力所能及的日常生活护理。

(3)按照护理操作常规进行各项护理。执行医嘱和进行各种治疗时，应仔细核对，以免发生差错；要严格执行无菌操作，并向病人及其家属交代注意事项和出现问题的处理方法，以防意外，必要时要增加上门巡视次数。

(4)上门进行家庭治疗和护理时，应仔细观察病人的病情和心理变化，发现问题应及时通知主管医师，积极进行处理，并配合家属做好病人的心理护理。

(5)认真填写家庭护理登记簿，包括姓名、床号、治疗、护理内容及其他情况，做好家庭护理统计工作。

(6)必要时指导家属配合医护人员承担部分家庭护理工作，做好健康宣教。

(7)发生差错事故立即组织抢救，及时上报处理。

5. 病历书写和保管制度

(1)家庭病床病人应建立正式病史资料，内容包括病历、体格检查、有关化验、诊断、治疗记录单、病程记录、护理记录等，并签署姓名。制订治病计划，做到心中有数，掌握治疗主动权。

(2) 应在病人建床后 24 小时内完成病历。病历一律用钢笔书写。病历质量作为今后考核的依据。

(3)病程记录频次按病种而不同,一般慢性病每周不少于2次,病情变化随时记录,建床满1个月应写出病程小结。

(4)会诊、转诊、病例讨论、上级医师的诊疗意见均应及时记录,不得遗漏。各项检查单应妥善粘贴。

(5)如病人死亡,应在24小时内写好死亡记录并上报。

(6)病人撤床后,病历由病案室归档保存。

(7)家庭病床病历应保持完整、清洁、整齐。

(8)诊疗期间的病历应集中于家庭病床科内,分科分户保管,查床后要及时集中保管,以免损坏或遗失。

(9)撤床后或病人死亡后,应按规定格式整理,完整后回收,归档由专人保管,需要参考时,要按规定办理借阅手续。

6. 会诊制度

(1)经家庭病床科内总查床及疑难病例讨论会后,认为有必要会诊的,应由主管医师开出会诊单,向上级或有关科室发出会诊请求。对危重病例可请求紧急会诊。

(2)接受会诊部门一般应在当天内进行会诊,若病情危重应立即进行。

(3)会诊医师由主管病床医师陪同会诊,并做好会诊记录。会诊后按会诊意见进行处理,并向家属进行必要的解释。

(4) 根据会诊意见如需转科、转院者应及时协助病人和家属联系转科、转院。会诊后如有随访必要,主管医师应与会诊医师保持联系。

7. 转诊制度

(1)所有家庭病床科应与医院或上级医院有关部门、科室制订转院协定。

(2)家庭病床的病人由于病情变化需要转院时,由主管医师与有关科室科主任联系,经同意后由接受单位签具转院证。

(3)由家庭病床转入的病人,应优先入院。

(4)家庭病床的病人经住院治疗后病情好转,可出院,再收入家庭病床进行继续诊治。

8. 消毒隔离和疫情报告制度　家庭病床工作应严格执行消毒隔离制度,对使用器械均应按消毒隔离原则处理,对传染病要及时登记,做好疫情报告,并采取适当措施。

在家庭护理中,有许多成员是感染的高危人群,如皮肤粘膜完整性受损(插导管、有伤口存在)、免疫系统功能障碍、营养缺乏、贫血、年幼、年老或体弱者;长期使用抗生素及激素等药物治疗者;采用多种治疗如手术、放射疗法和化学疗法后病人等。护士需要指导家庭感染进行预防和控制,特别是对高危人群应加强指导,内容包括:个人卫生(如洗手、皮肤和口腔护理);环境的清洁(废物的安全丢弃);医用物品和设备的贮存;家庭使用消毒剂的类型及使用方法;传染性疾病的传播和预防知识;感染的症状和体征;条件性感染的控制;免疫的重要性知识以及基本的护理技术如测体温、换药等。

9. 奖惩和考核制度　开展家庭病床工作的医院,应根据规定和结合自身的实际情况,制定考核标准和制度。奖励要体现按劳分配、多劳多得、奖优罚劣的原则,不搞平均主义。奖罚要结合考核进行。考核内容主要包括:①工作数量:规定建床业务的完成情况、巡视次数、治疗护理次数等;②服务质量:医疗护理作风、服务态度、遵守规章制度及劳动纪律情况;

③工作质量等方面。考核按月、季、年进行。

10. 时间与设备管理 社区护士的工作效率依赖于充分利用时间和其他资源，因而家庭病床服务时需要做好时间和设备的管理。

(1)时间方面的管理

①时间的计划与安排：每次家庭护理时需要的时间可不相同。家庭护理时所需时间的长短应根据受访家庭的具体情况而定。有时某些家庭护理的时间可长达2小时，特别是当一个家庭被接收为新建床的第一次访视，在这种情况下一系列护理活动要进行，如健康评估、演示一些护理操作、指导服务对象进行自我护理等。在护理过程中，如遇到服务对象特别焦虑不安时可能需要护理的时间会长一些。如遇到紧急情况需要临时处理或更换设备等情况时可能会需要更多的时间。若遇到服务对象不在家或正忙于其他活动而不宜进行护理活动时，只需很短的时间。另外，如遇到服务对象精神不好或只需接受简单的治疗时，所需的时间也不要长。

在进行家庭护理时，家庭访视的顺序安排要根据地理位置、路途时间及服务对象情况的急缓来决定。对于有感染性疾病的服务对象，其访视时间应安排在非感染性疾病或抵抗力较低的服务对象之后。

②紧急情形的处理：家庭中出现紧急情况可延长家访时间，除非护士的安全受到威胁时，但护士在离开之前应对紧急情况做一些处理。虽然家庭发生紧急情况时可向急救站、“110”或者医院急诊室联系获得帮助，但是护士在场或意识到紧急情况的存在时，就应该在护理范围内处理紧急情况。提供给家庭合适的帮助和支持，这是社区护士的职责。在服务对象家中处理紧急病例与在医院相似，护士可以进行一般的急救措施如包扎、止血、心肺复苏等，这样可以减轻服务对象的焦虑，保持他的能量，促进舒适，减少危险以及预防进一步功能障碍。同时，护士应及时联系急救中心使患者得到进一步救治。因而社区护士掌握基本的急救知识和技能是非常重要的。

(2)设备方面的管理：家庭护理时尽可能只带必需的设备，不要多带，通常只要带上笔、纸、协议单、记录单、紧急电话号码本、宣教资料和护理包。护理包中包括听诊器、手电筒、注射器、输液器、体温表、必备药品、绷带、血压计、外科用药、胶布、棉签、止血带、压舌板、叩诊锤、碘伏、消毒棉球、针灸针等。用过的设备可在服务对象家里进行初步的清洁与处理，正确地处置设备能预防病原微生物的传播。

三、家庭病床的服务对象、内容与任务

(一)家庭病床的服务对象

家庭病床服务要适应社会的医疗护理需求，本着方便病人、就近就医的原则，并根据本单位的设备条件和技术水平确定服务范围。要尽可能照顾老、弱、幼、残和行动不便以及去医院诊疗有困难的病人。家庭病床服务的对象主要有：

1. 老、弱、幼、残、行动不便及季节性发病者。

2. 无需住院治疗的慢性疾病，如冠心病、高血压、肺心病、心脑血管意外、糖尿病、肿瘤、精神病患者及佝偻病、贫血、营养不良、反复呼吸道感染、先天性心脏病等康复治疗。

3. 经医院住院治疗，病情已稳定，但仍需继续治疗或康复的病人。

4. 按病情需要住院治疗，但医院一时无床位或由于其他原因不能住院的病人。

5. 限于病情和各方面条件，只能在家接受特殊治疗的病人，如家庭吸氧疗法、家庭中心静脉营养法、持续性非卧腹膜透析等。

6. 晚期肿瘤需要化疗、支持和减轻痛苦的病人。

7. 适合于家庭内治疗的病人，如骨伤科康复期病人。

8. 其他　如计划生育、妇幼保健等。

(二)家庭病床服务的内容

1. 建立家庭病床病历，制定具体治疗、护理方案。

2. 定期访视、送医送药、提供各种必要的检查和治疗手段。

3. 观察病情变化并及时向医生反映。

4. 指导建立合理的生活、营养、运行等制度，以利促进病人机体的康复。

5. 指导有关消毒隔离等措施。

6. 并发症的预防和治疗。

7. 介绍家庭护理的目的并指导患者和家属正确使用家庭医疗器械。

8. 褥疮的处置和预防。

9. 健康教育，即进行卫生防病保健知识宣传。

(三)家庭病床的任务

1. 家庭病床工作要适应社会的医疗需求，根据实际情况，积极治疗病人并满足病人的要求，以解决或缓和住院难、看病难的矛盾，减轻医院压力。

2. 不断改善服务态度，提高医疗护理质量，创造和改善医疗条件，加强管理，以期达到最佳诊疗效果。

3. 在开展家庭病床的服务中，要把医疗护理与康复、预防及保健结合起来，有计划地开展人群防治工作。

4. 要加强家庭病床工作队伍的建设，不断提高各级人员的素质，积极开展各项学术活动，并结合科研进行总结，充分发挥大医院的技术指导和后盾作用，逐步形成一支家庭医疗的专业队伍和地域医疗网。

第二节　家庭护理

一、概述

(一)家庭护理的概念

家庭护理是社区护士以病人、亚健康人和健康人为中心，以家庭为单位，以护理程序为框架，在护理对象的家中为护理对象实施身心全方位的整体护理。家庭护理是为了促进护理对象的家庭及其成员达到最高水平的健康而进行的护理实践活动。家庭护理的最终目标是使个体和家庭单位发挥最好的功能，达到最佳的健康水平。

（二）家庭护理的重要性

护理模式的演进由原来单纯护理疾病到以病人为中心，发展到今天的以人的健康为中心的护理模式。而家庭护理是人心的需求所趋，也是护理发展的趋势。因此，家庭护理不再只是公共卫生护士的专利，也是社区护理的重要内容之一。

1. 家庭成员之间相互影响　家庭中一个成员有问题，会影响其他成员。例如：父亲患心脏病，使全家生活方式也会有所改变。如父亲必须减少工作时间，则家庭收入减少；病人改变饮食内容，全家的饮食也跟着改变；疾病还会影响到他为人父、为人夫的角色，母亲则可能必须母兼父职。

家庭中的内在关系，如夫妻关系、亲子关系、手足关系等都会影响家庭的功能，影响利用本身的潜能发挥和外在的资源的程度，它们决定家庭是否具有应付压力、危机的能力，以及决定能否具有良好的适应行为，如改变角色、改变行为，甚至改变价值观，以求得家庭的稳定与和谐。

2. 整个家庭都需要服务　在家庭中，一个健康问题的产生，往往不是个人的问题，而是共同的问题。例如一个人过度肥胖，可能家庭中其他成员也有肥胖症；一个人患糖尿病，则其他成员也有患糖尿病的潜在危机；一个人卫生习惯不好，可能全家人的卫生习惯皆有问题；一个人患高血压，却自认为没有不适症状就不必治疗，而其他家人也可能有此不正确的观念，由此耽误或不重视患病者疾病的治疗而导致引发如脑中风的严重后果。所以当我们发现一个健康问题时，它很可能是家属几个成员的共同问题，不是某个“个案”的问题，处理时必须着眼于影响家庭的健康问题来处理。

3. 社区护士可以通过家庭找到个人　社区护士因访视某个体来到家庭，由个人找到家庭，也可以由家庭找到个人。如护理人员在访视时，可能会发现父亲患有肝炎，又发现祖父有高血压、祖母有糖尿病、妹妹结婚多年不孕，一连串的健康问题都需要护理。所以护理人员在访视时，要有整体性的观念，才能与家庭共同解决家庭的健康问题。

我们知道家庭护理能达成莱维尔和克拉克（Leavell & Clark，1965 年）所提出的三级预防的各个目标。通过家庭护理，我们向家庭传达了预防胜于治疗的意识、促进与维持健康的方法，从而达成了初级预防；我们在家庭中发现有病的个案，使之获得早期诊断、早期治疗，而达成次级预防之目标；社区护士提供家庭自我照护的知识与技能，使患病者获得妥善照顾，最大限度地恢复身体的功能，减少残障与死亡，使家庭的结构与功能维持最佳状态，从而达成三级预防的恢复健康与限制残障的目标。

（三）家庭护理的目的与原则

健康的个人来自健康的家庭，而健康的家庭是国家和社会富裕强盛的基础。通过家庭护理，使病人树立正确的健康观念并诱导其实施健康的行为。

1. 家庭护理的目的

(1)协助家庭发现有碍健康的问题：社区护士深入家庭，运用敏锐的观察力、熟练的沟通技巧，做深入的家庭评估，在了解家庭的环境、家庭结构与功能、家庭成员的身心情绪状态及家庭实际的健康行为后，找出有碍家庭健康的问题，协助家庭予以解决。

(2)协助家庭实行保健：在家庭评估后，社会护士找出家庭的健康问题以及影响家庭实施保健的障碍，利用家庭的潜能长处与社区资源，来唤起家庭对自身健康负责的意愿，并且通过实际行动，以满足家庭的健康需求。

(3)协助家庭所有成员获得身心健康：家庭护理是社区护士直接与家庭一起工作，以家庭所有成员的健康为目标，所有的护理措施皆与家庭成员共同计划执行，配合资源的运用，依次解决家庭的健康问题，使家庭所有成员获得身心健康。

2. 家庭护理的原则

(1)与家庭成员建立良好的人际关系：对初访的家庭而言，社区护士是个陌生的闯入者，而所访视的家庭往往又是有问题的、无助待援的，所以与家庭成员建立良好的人际关系是首要的工作重点。社区护士可以同情心与尊重对方的想法、行为来开始人际沟通，然后再以家庭需要解决的健康问题与家庭成员作医疗信息的沟通，寻找家庭中的领导人物，来解决个人及家庭的健康问题。社区护士在进行访视时，需要注意下列 3 件事：①保持基本的社交礼仪；②明确说明访视目的；③尊重个人的价值观。

(2)为家庭提供有关疾病的医疗协助：社区护士通过家庭访视，发现了家庭中有健康的问题的成员，必须劝导病人早期接受治疗，并安排就医，提供家庭护理的知识与技能，使家庭获得妥善、完整的医疗服务，促进疾病的痊愈，维持与增进家庭的健康。

(3)协助家庭成员达到心理及社会的适应：从家庭的发展阶段来看，每一时期家庭成员均有其主要问题，因此社区护士须熟知每个发展阶段家庭成员的社会心理需求并尽力满足其社会心理需求，使家庭中每一成员有健康的心理与良好的社会适应能力，获得真正的健康。

(4)协助家庭成员获得或改善健康的环境与生活：一般人的家庭环境有很多地方不符合健康要求，很多人的卫生习惯对健康不利。因此，社区护士可利用家庭访视的机会，了解家庭成员的健康信念与健康行为，与家庭成员交换意见，提供所需的健康教育知识，改变生活环境与生活方式，使家庭成员都获得安全、便利的生活环境。

(5)协助家庭运用资源：为了解决家庭的健康问题，必须有效利用资源。家庭可利用的资源，包括家庭内在资源和家庭外在资源。社区护士要协助家庭认清并利用现有各项资源，来解决健康问题。

(6)协助家庭参与社区活动：卫生单位可衡量社区的需求，在社区举办健康活动，如老人体检、糖尿病筛检、高血压防治活动等。鼓励家庭成员参与社区活动，这样其不仅可获得保健的知识与技术，同时也可与社区居民联络感情，使社区成为家庭的社会资源。

二、家庭护理相关理论

目前常用的家庭健康的理论有社会学理论、家庭治疗理论和护理理论等，最常见的是社会学理论。现介绍几种家庭健康护理过程中常用的理论。

(一)系统理论

由 Von Beaalanffy 开发的系统理论，对正常家庭及有问题家庭的理解有很大的影响。由于系统理论具有强调整个系统的特点，因此，它不仅有利于家庭健康，同时也有利于社区及健康体系等问题的研究。

不少学者基于此理论，推出了有关健康家庭的定义。如 Lewis，利用系统理论指出了健康家庭是“具有复合结构并尽可能维持最大限度的体系”。Pratt 提出，所谓健康家庭是活动家庭，它强调家庭与外部系统处于自由交流的状态。

（二）结构-功能理论

结构-功能理论把着重点放在作为社会结构之一的家庭功能上。家庭作为一个完整的结构，以其自身层次结构及与其他系统结构的相互作用为中心。此理论内容很具体，如用家系图、社会支持度等，有利于家庭健康评估。此理论的重点是通过家庭的基本功能，如情感、社会化、生育、经济、抚养和赡养及卫生保健等功能的实施程度来评价家庭的健康程度。

（三）成长-发展理论

成长-发展理论是以家庭的成长、发展过程的需求、角色和目标为中心的接近方法。此方法较其他接近方法简单易行，可预测长处，适合用于短时间内的评估或同时管理很多家庭的保健护理工作。

（四）相互作用理论

相互作用理论的接近方法，把重点放在家庭的相互作用上，强调家庭的内部过程，体现家庭内部的动态变化。在相互作用框架内的家庭评估中，强调家庭成员之间的沟通、相互作用、家庭角色、家庭内的影响力、家庭应对能力、家庭社会化的形式与父母、兄弟、子女、夫妇之间的相互关系的评估。但此理论具有不考虑家庭状况的局限性，如环境、家庭史、文化、社会经济等。

（五）压力理论

由 Hill 提出的家庭压力理论，在此理论中指出了家庭经受的各种压力，包括：使用于问题家庭的家庭治疗理论；以自我护理为中心的 Orem 的自理模式或以保护抵抗防线及防御线与压力源之间的关系为中心的 Neuman 的护理理论。此理论的关键是对家庭及家庭理论的正确理解和能够灵活利用各种理论框架的技巧。

三、家庭护理程序及注意事项

（一）家庭护理程序

家庭护理是以家庭为单位，护理的重点是家庭中的成员及家庭整体。家庭护理程序包括 5 个步骤（见图 6-2），先进行家庭方面资料评估，再根据所评估的资料，确认家庭及个人的健康问题，即护理诊断，接着制订护理计划，设定目标，寻求资源、确定可用的方法，选择相应的护理措施，最后为评价工作。整个家庭护理的程序是不断循环的过程。

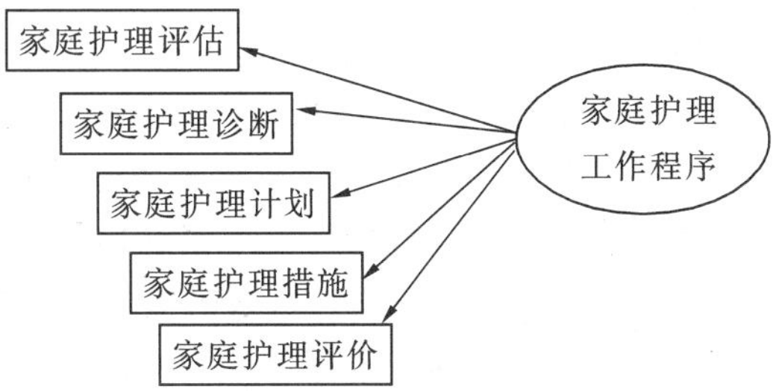

图 6-2　家庭护理程序

1. 家庭护理评估　社区护士通过与病人及家属交谈、查体、观察、查阅病历及文献、与同事讨论等手段，来收集病人及家庭有关资料和信息，对病人与家庭的健康状况及护理需要进行评估。

1)家庭护理评估的目的

(1)了解家庭的结构和功能状况。

(2)分析家庭与个人健康之间的相互作用。

(3)分析家庭问题根源，为鉴别与解决个人和家庭的健康问题提供依据。

2)家庭护理评估的原则

(1)应将评估的重点放在整个家庭。

(2)持家庭的多样性及可变性观点进行评估。

(3)护士与护理对象共同参与评估。

(4)收集资料的范围应包括整个家庭成员、亲戚、邻居、街道及医疗机构等社区的资源。

(5)尽可能收集综合的资料，做正确的判断。

(6)评估家庭问题的同时全面掌握家庭的特点。

(7)选择和记录有意义的资料。

3)家庭护理评估的内容

(1)个体需求的评估：服务家庭中通常有一患病的家庭成员是护理的接受者。患者可以是有已知的健康问题如患脑溢血刚出院，或是有慢性病需要连续的监测如糖尿病，或者是有潜在的健康问题，如初为人母的妈妈需要有关婴儿护理的相关知识等。充分收集个体服务对象现存或潜在的健康问题的资料，是家庭评估的首要部分。个体需求评估的内容可以随着个体年龄和健康状态不同而有所差异，主要包括：全面的生理健康评估，精神、心理状态评估及有关特殊健康问题重点资料的评估。

(2)家庭子系统评估：家庭子系统如夫妻、父母与子女、兄弟姐妹、婆媳之间的关系应予评估，了解子系统成员间的相互作用、相互影响，对理解家庭的功能和可得到的支持非常重要。

(3)家庭单位评估：

①家庭基本资料评估：家庭基本资料评估包括家庭名称、家庭地址和电话、家庭类型、家庭成员的基本资料(姓名、性别、年龄、家庭角色的职业、文化程度、婚姻状况、主要的健康问题)、社会阶层、宗教信仰、家庭娱乐或休闲活动等。

②家庭内部结构的评估：a 交流方式：评估家庭有效交流和无效交流的范围；感情信息表达方式和存在范围；家庭交流网络特点；亲密交流范围；家庭和外界语言对交流的影响。b 角色功能：评估家庭成员所扮演的正式和非正式角色；评估家庭成员间是否有角色冲突、角色负荷过重、角色负荷不足、角色分配不当、角色模糊等角色适应不良等角色问题；家庭角色模式等。c 权力结构：家庭决策方式；家庭决策程序；家庭权力类型；谁是家庭的主要决策者；家庭统一行动的能力、决策力、解决问题的能力；家庭成员独立性和自由度大小；个性发展要求是否被考虑在内。d 价值观：家庭认为重要的事物及其在家庭中的影响；有无价值冲突存在；价值观对家庭健康的影响；是否将成员健康当作家庭的头等大事，对与健康相关行为如吸烟、生活方式等是如何看法等。e 家庭界限：主要评估家庭稳定性与开放性程度。f 家庭氛围与生活空间：个人的表现风格、表达能力、个性、家庭沟通习惯及家庭成员间相爱的

程度等；生活空间对健康的影响。

③家庭功能的评估：a 情感交互功能：评估家庭满足其成员对感情和理解需求的能力；是否能促进家庭成员心理发展而形成健康的个性。如夫妻、亲子感情是否融洽，是否有爱的气氛，家庭成员是否会彼此体贴对方的需要，并给予关怀。b 社会化功能：主要评估家庭成员对家庭的依赖性大小及社会化的程度。c 生育功能：评估家庭生育子女、繁衍后代的情况；子女的成长和教育问题。d 抚育和赡养功能：评估家庭抚育孩子和赡养老人的情况；家庭对孩子的重视情况。e 经济功能：评估家庭成员的职业、家庭的经济来源、家庭收支是否平衡、家庭收入充裕还是不足、家庭消费观、经济目标及家庭提供和分配的物质资源能否满足家庭成员的需求。f 卫生保健功能：健康维护和健康促进，如饮食与营养、休息和睡眠、锻炼和娱乐；是否有良好的卫生习惯、日常卫生保健、有无定期检查；免疫接种情况；个人健康评估及疾病史；对健康的关心程度，是否及时做出求医决定，是否进行自我卫生保健。

④家庭生活周期与发展阶段的评估：确定家庭所处的发展阶段；现阶段家庭的发展课题（任务）是什么；发展课题完成情况；有无发展危机等。

⑤家庭适应与应对的评估：家庭压力的存在需要家庭进行适应与应对。评估家庭当前主要的压力源（长期、短期）；家庭对压力源正确估价及做出应对决策的能力；家庭采用的有效和无效的应对策略（现在、过去）。

⑥家庭资源的评估：主要评估家庭资源是否充足以及家庭成员对家庭内、外资源的合理利用程度。

⑦家庭环境的评估：主要包括家庭物理环境评估和家庭社会环境评估。前者包括家庭的住房条件、卫生条件，邻居和邻近地区的特点，有无环境污染存在及意外灾害的可能性；后者则重点评估家庭与重要社区资源、人、机构的关系，了解家庭可利用的社区资源；家庭所在地区的社会稳定性如何等。

4）家庭护理评估方法

（1）家系图（家庭谱）：用来描述家庭结构、家庭关系、家庭生活事件、家族疾病史、家庭人口学、社会和健康问题等信息，它是家庭档案的重要组成部分，是社区护士了解家庭基本情况的最佳工具。

家系图一般由 3～4 代人组成，它的排列方式为长辈在上，子辈在下，同辈在中，长者在左，幼者在右。夫妇双方家庭均可包含在内。个人的符号旁边，根据需要可加注其年龄、职业、文化程度、健康状况等信息，以利于了解家庭疾病史及相互关系。家系图举例见图 6-3。常用的家系图符号说明如图 6-4。

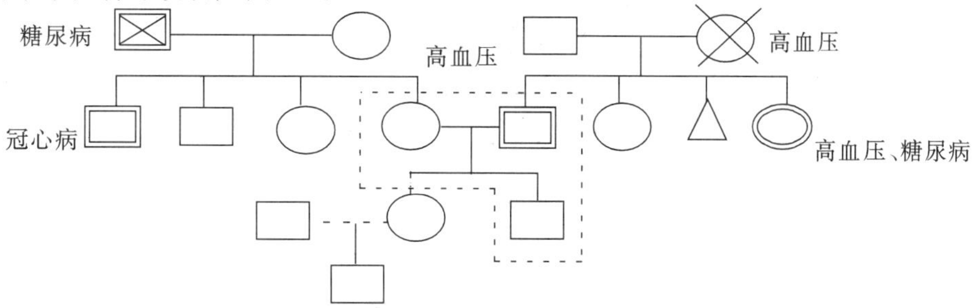

图 6-3　家系图

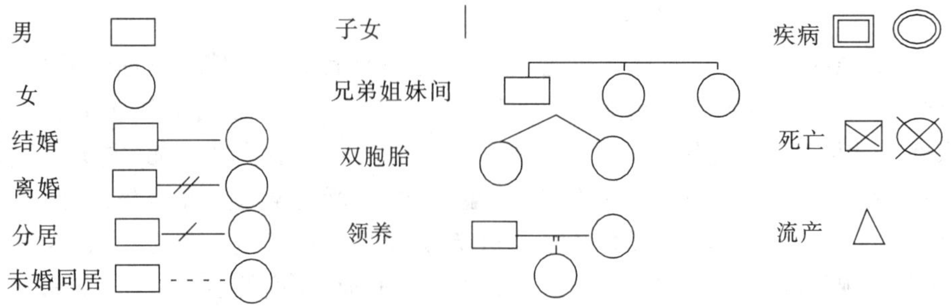

图 6-4　家系图符号说明

(2)家庭亲密度:家庭亲密度是用于理解家庭成员之间的相互关系和亲密关系的程度。标志符号为:家庭成员关系有点亲密——— 亲密═══ 非常亲密≡≡≡

家庭成员之间有矛盾～～～ 矛盾很大≈≈≈

画家庭亲密度的顺序是:先将家庭成员排列成方形或圆形(性别表示同"家系图"),然后再将角色和年龄标志在符号内,最后用标志连接家庭成员之间的关系(图 6-5)。

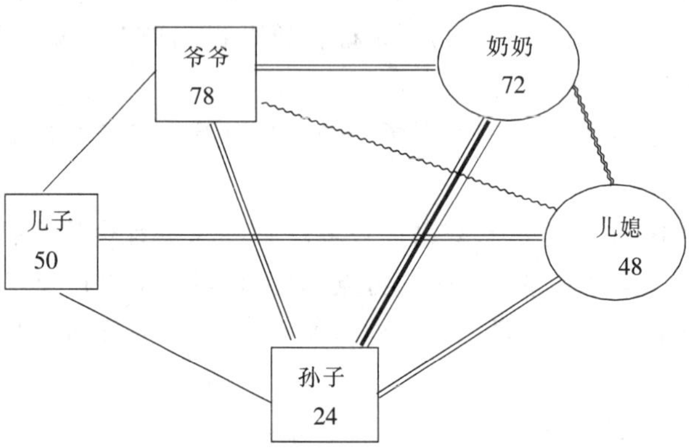

图 6-5　家庭亲密度

(3)社会支持度:社会支持度体现以护理对象为中心的家庭内、外的相互作用。社区护士通过阅读社会支持度图,可判断家庭目前的社会关系及可利用的家庭内、外资源。见下图 6-6(图中直线表示支持程度)。

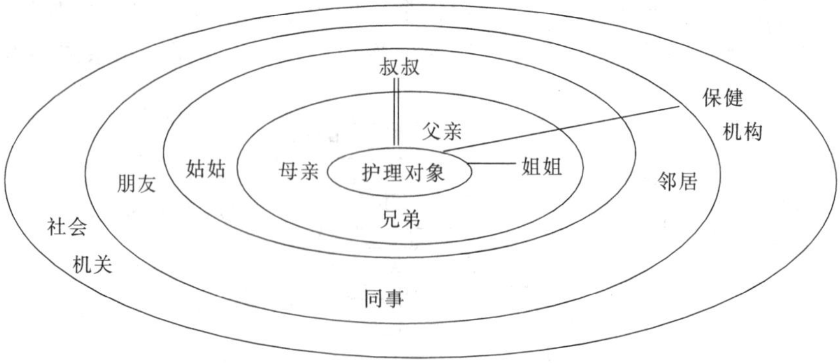

图 6-6　社会支持度

(4)家庭适应度和凝聚度：适应度和凝聚度是家庭功能的两个方面。适应度表示家庭受到内外因素影响时，重组结构及适应变化的能力。在适应度方面，应在变化过多和过少之间达成平衡(表6-1)。凝聚度表示家庭成员之间感情的联系及家庭成员的自主性。在凝聚度方面，应在家庭成员关系过度亲密和疏远之间达到平衡(表6-2)。两者与家庭功能存在着曲线关系，只有当适应度和凝聚度都达到平衡时，家庭功能才能处于最佳状态。

表6-1　PACESⅡ成人问卷表(一)有关家庭适应度的问题

1.在家庭中，每个人能自由地发表意见
2.做出重大的家庭决定时，每个家庭成员都能参加
3.在为孩子定规矩时，孩子也有发言权
4.家人能在一起讨论，并对做出的决定感到满意
5.家务活由家庭成员共同分担
6.不清楚家里有哪些家规
7.家庭成员能畅所欲言
8.解决问题时，孩子的建议也予以考虑
9.家规很公正
10.解决问题时，家庭成员愿意尝试新途径
11.在家里，家人共同分担责任
12.要改变某项家规非常困难
13.出现问题时，家人彼此让步
14.家庭成员害怕说出心里的想法
15.家庭成员有共同的兴趣和爱好

表6-2　PACES成人问卷表(二)有关家庭凝聚度的问题

1.遇到困难时，家人能互相帮助
2.同家庭外的人讨论问题比同家人容易
3.家庭成员能融洽地相聚在一起
4.家人能一起做事
5.在家里，每个人都各行其是
6.家庭成员互相了解各自的好友
7.家庭成员在做决定时同其他家人商量
8.我们不太容易像一家人那样共同做事
9.家人觉得很亲密
10.家庭成员觉得同家庭外的人相比，同家人更亲密
11.各家庭成员都尊重全家共同做出的决定
12.家人愿意共同度过业余时间
13.在家里，各家庭成员之间彼此回避
14.我们认同各自的朋友
15.家人喜欢结对而不是形成一个家庭群体

(5)家庭 APCAR 问卷(家庭关怀度指数):APGAR 问卷分两个部分。第一部分是测量个人对家庭功能的整体满意程度,共有 5 个题目,分别代表 5 项家庭功能(表 6-3)。APGAR 问卷第二部分(略)用于了解个人与家庭各个成员之间的关系,分为良好、较差、恶劣三种程度。

表 6-3 APGAR 问卷(一)

功 能	问 题	经常	有时	很少
1. 适应度 反映家庭遭遇危机时,个人和家庭利用家庭资源的情况	当我遇到问题时,可以从家人处得到满意的帮助	☐	☐	☐
2. 合作度 反映家庭成员间互相分担责任和做出决定的方式	我很满意家人与我讨论问题及分担问题的方式	☐	☐	☐
3. 成长度 反映家庭成员在心身发展与自我实现方面获得家庭其他成员支持和指导的程度	当我希望从事新的活动或发展时,家人能接受且给予支持	☐	☐	☐
4. 情感度 反映家庭成员相爱的程度	我很满意家人对我表达感情的方式及对我的情绪的反应	☐	☐	☐
5. 亲密度 反映家庭成员间共享相聚时光、金钱和空间的情况	我很满意家人与我共度时光 的方式	☐	☐	☐

(6)Mc Master 家庭评估模型(MMFF):该模型认为,家庭必须执行的基本任务。要完成任务,应具备以下几方面的能力:①解决各种问题的能力,家庭应是解决问题的有效单位;②要解决问题,家庭成员必须进行成功的交流,并通过分派角色任务,让每个人去做自己应该做的事情;③在解决问题的过程中,家庭成员必须用家庭中特有的方式进行感情交流,互相关心和照顾,并考虑到家庭成员发展的需要;④家庭必须有能力适当地控制其成员的行为。上述任何一个环节出现问题时,都可导致家庭出现功能障碍。

依据 MMFF 有人设计了家庭评估设计(FAD)问卷。FAD 共有 53 道题,下分 7 个量表,即一般功能、解决问题、沟通、角色、情感反应、情感涉入、行为控制。其中一般功能量表(表 6-4)的得分与 53 道题的总分高度相关。一般功能量表只有 12 道题,操作简便,因此,常用一般功能量表进行筛检。每题有 4 个选择答案,即非常同意、同意、不同意、非常不同意,分数分别为 4 分、3 分、2 分、1 分。12 岁以上的家庭成员均可以回答。

表 6-4　FAD 一般功能量表

功　能	非常同意	同　意	不同意	非常不同意
1.因为彼此有误解，全家活动难以计划	□	□	□	□
2.遭遇到危机时，家人可彼此寻求支持	□	□	□	□
3.我们不能互相倾诉心中的悲伤	□	□	□	□
4.每个人都能被接纳	□	□	□	□
5.我们避免讨论我们害怕或关心的事	□	□	□	□
6.我们可以互相表达内心的感受	□	□	□	□
7.我们家中存在许多不好的感受	□	□	□	□
8.我们觉得能被家人接受	□	□	□	□
9.我们家中要决定一件事是不容易的	□	□	□	□
10.对于如何解决问题，我们都能达成一致意见	□	□	□	□
11.我们相处得不好	□	□	□	□
12.我们彼此互相信赖	□	□	□	□

2. 家庭护理诊断　将收集到的资料进行整理、综合分析，以确定病人及家庭存在的健康问题及服务需求。护理诊断应全面，既要考虑个体成员的诊断又要考虑家庭系统的诊断。

对于个体成员的护理诊断是诊断个体对健康问题的反应，是根据行为模式如休息及睡眠、排泄、活动和锻炼等来组织，如健康维护能力改变、持家能力障碍、自我照顾能力丧失、自尊紊乱等。

有关家庭系统即家庭人际关系的护理诊断，可包括代表一个以上的人之间相互作用的需求，如，母乳喂养不当或无效、夫妻性生活障碍、父母不称职、沟通障碍、社会交往障碍等。

北美护理诊断协会(NANDA)根据有关家庭单位的需求制定了护理诊断，主要的诊断有：家庭作用的改变、家庭应对无效、家庭处理治疗计划不当或无效等。但这些诊断还不全面，没有充分反映家庭单位的需求。社区护士还应从以下几个方面来考虑家庭单位的需求，以使护理诊断更加确切：

(1)家庭应对正常的生长和发展，如生小孩或小孩上学。

(2)家庭应对疾病或丧失，如患高血压、糖尿病，丧失工作，丧失亲人等。

(3)家庭应对外界压力。

(4)家庭缺乏资源和支持。

(5)家庭组织紊乱。

此外，在确定护理问题的同时还需考虑家庭环境问题，如收入、卫生状况、住所、邻近环境等，看是否存在或有潜在的障碍，看是否能有健康促进的机会。

家庭护理诊断可按以下几方面进行组织和分析：

(1)确定家庭的需求：家庭的需求涉及多个层面，如个体成员要求、家庭系统需求、家庭单位需求以及家庭环境的需求。

(2)确立家庭的功能:为了确定家庭的功能状况,社区护士需要结合家庭力量、资源及应对能力。拥有较强的力量支持以及有效应对行为的家庭能应付多种压力;亚健康的家庭在平静时期尚能有效运行,但在经受一定的压力时也许就不能正常运转了。社区护士应按照Tapia的家庭功能层次、特征实施相关护理措施(表6-5)。

表6-5 Tapia的家庭功能层次及相关护理措施

功能层次	特征	护理措施
Ⅰ混乱家庭	1.家庭生活各方面都杂乱无序	建立信任关系
	2.不能为成员提供生理、感情支持	角色澄清
	3.角色混淆,孩子受忽视	建立秩序
	4.不利于个体成员成长	
	5.很依赖外界各方面的帮助	
Ⅱ中间家庭	1.家庭生活各方面秩序稍好	帮助家庭了解自我
	2.不能支持和促进成员成长	发现问题,寻求解决方法
	3.父母角色不成熟,忽视孩子情况存在,但不严重	建立秩序
	4.能够接受外界帮助	
Ⅲ青少年期家庭	1.家庭生活基本正常,但有许多冲突	提供资料和建议,帮助提高改革家庭管理角色和任务的能力
	2.为成员提供支持的能力提高	
	3.父母角色较成熟,但仍有些情绪冲突	
	4.寻找外界解决问题的经验	
Ⅳ成人期家庭	1.家庭生活大部分正常	
	2.能为成员提供生理、感情支持	
	3.家庭角色分明,有自信心	
	4.家庭主要问题是围绕家庭发展阶段和任务	预防性健康教育
	5.有需要时能寻求外界指导	

(3)确定护理的对象及护理活动:家庭评估资料可能显示许多存在的需求或潜在的问题。

(4)确定需求的重点:通常对生命安全有威胁的、需要立即予以解决的问题就是最优先的。社区护士进行家庭护理时,有必要确定家庭认为最重要的需求。当家庭认为的需求重点与护士的看法有分歧时,应进行协调。一旦护士和家庭一致认定了家庭的需求,并确定了重点,即能制订护理计划。

3.家庭护理计划　制订护理计划是制定护理对策或干预措施以达到预期目标的过程。可根据服务对象的健康问题,按照轻重缓急及需求排序,制定长期目标和短期目标,并根据目标制定相应的护理措施。应按以下原则制订家庭护理计划：

(1)相互性：在制订护理计划时，应考虑家庭的参与。如果家庭已经认识到问题所在，并愿意使用某些解决的方法，那么他们的注意力和能量将集中在护士和家庭共同支持的目标上。因此，在确定家庭的需求、设立目标、护士-家庭活动的选择及结果的评价等方面，都必须要有家庭与护士的相互交往，共同参与。

(2)独特性：尽管许多家庭有着相同的及类似的健康问题，但所需要的护理干预可能不尽相同。家庭的结构、资源、力量、价值观、对问题的认识以及功能水平均影响护理活动的选择。因此，家庭的护理计划都要适合于每个家庭的特点，必须是独特的。

(3)设立的目标应符合实际：护士初次与服务家庭联系时可能会发现很多问题，但并不意味着都能解决。由于时间和资源的限制，目标的设立应符合实际条件及家庭功能水平。如功能级别在Ⅳ级的家庭应以能够达到预防保健以及减少潜在健康问题为目标；而Ⅰ级家庭的目标只是维持和执行家庭功能活动，合理利用资源。

(4)结合家庭价值观和卫生保健信念：人的行为是通过对社会的思考和认知开始的。一个家庭的信念和价值观直接影响他们对社会变化的反应。结合家庭价值观和信念的护理计划，可以促进护理对象的参与，使护理计划能够实现。

(5)与其他卫生保健人员合作：离开了其他专业和社区服务机构，护士很难开展健康服务工作，因此护理计划的制订必须与其他相关的工作人员的活动结合起来，充分有效利用资源。

完整的家庭护理计划格式见表6-6。

表6-6　家庭护理计划

护理诊断	目　标	护士-家庭活动	依　据	评　价
有关个体分系统、家庭单位及家庭环境的护理诊断	长期目标和短期目标	执行的护理干预	科学理论依据	可观察或测量的结果

4. 家庭护理措施　社区护士依照护理计划对服务对象执行护理措施，并将病情、治疗及护理情况记录于护理病历中。

(1)帮助家庭应对疾病或各种压力：当家庭成员患病或面对各种压力时，家庭经常使用他们惯用的应对行为和方式。这些应对措施有时有效有时无效，在压力源最初出现时，护士应为家庭提供情感上的支持，帮助家庭正确认识危机，并采取合理的应对方法。虽然应对方法没有完全对错之分，但消极地否认或逃避在某些情形下却具有保护作用。如果家庭选用的应对方法无效或对整个家庭成员的健康产生不利后果，护士可继续帮助家庭寻找和选择其他可能更有效的方法，以缓解压力，促进家庭成员身心健康。

(2)教育和指导家庭成员应对发展中的改变：当家庭遇到发展中的重要问题时，护士的角色主要是教育，为家庭提供有关正常生长、发展及适应的知识和信息，能够帮助家庭成员预防潜在的健康问题，处理现存的问题。为了有效地对家庭提供健康教育，护士必须对家庭成员的相关知识水平进行评估，然后取得他们的合作。社区护士在进行健康教育时，应该选择合适的时间和方法，并在每个阶段结束后，及时评价并了解其家庭成员对教育内容的理解及掌握程度，最后帮助家庭掌握解决问题的方法，以满足家庭发展中的需求。

(3)为家庭联系所需的资源:有些家庭缺乏必要的资源或很难获得资源。社区护士的重要职责之一就是帮助这些家庭发展和获得资源,因而具备提供、联系资源的能力是非常重要的。社区护士在帮助家庭获得资源时,要全面了解这些家庭可能需要的有形的或无形的资源,鼓励家庭开展自己尝试使用内部资源的新方法,同时还应进一步帮助这些家庭通过社会支持团体、社会保险获取外部资源。封闭式家庭也就是有界限而不容易渗透的家庭,通常喜欢仅仅依靠自己的力量处理问题。社区护士要帮助他们接受其他亲属、社区或专业人员的帮助和支持,必须先了解他们的特点,采用他们能够接受的方法提供帮助。为家庭联系资源时,一要弄清是否可靠,二要要求家庭对可提供的资源有切合实际的企盼。

(4)帮助创造良好的家庭环境,保持健康状态:环境中有许多因素威胁着人们的健康。空气、水源、食物、住所、学校、工作场所的污染或有害物质都时常危害着家庭成员的健康,社会环境中的犯罪、暴力、吸毒等也是家庭环境中的有害因素。为了帮助家庭意识到潜在危害因素和掌握应对它们的措施,对家庭进行环境健康教育是非常必要的。护士也可提供有关信息资源来影响卫生保健决策和参与制定卫生政策和执行过程,从而创造进行干预的机会。

5. 评价　评价是系统地比较服务对象的健康状况及护理后的结果是否达到预期目标。如目标已达到,即可终止护理活动;若目标没有达到,则需重新修订护理计划或改变护理措施。

(1)评价的方法:家庭护理评价有两种方法,即过程评价和终末评价。过程评价是指评价发生在护士-家庭交往过程中,它能够用于当护理问题出现时指导有关目标、护理活动以及重点需求的修改。例如:每月举行社区卫生保健成员会议,讨论家庭护理工作的进展,每次家庭护理结束时向家庭收集反馈信息。终末评价用于总结与家庭交往的效果,评价目标的完成程度和描述家庭继续存在的需求,能够帮助家庭在结束与护士交往的关系或接受其他安排中做出选择。另外,家庭还能与护士一起回顾为了达到目标而进行的一切活动,从而能在结束与护士的关系时有一种成功感。终末评价也能使护士明确自己工作的有效性,并提供护理活动效果的反馈,为将来开展家庭开展健康服务时提供经验和建议。例如,测试家庭的用药知识、与家庭结束关系的总结会议以及为家庭进行讲座和总结一系列的家庭护理工作。

(2)影响评价的因素

①资料的可靠性:如果资料容易获得并经过仔细的收集,评价的要求就高些。

②可利用的资源:在资源丰富的社区,家庭需求得到满足的企盼会高些,结果评判要求就高些;相反,在资源贫乏的社区,结果评判要求就可能放松些。

③家庭企盼的高低:如果家庭对能够达到的目标以及在什么情形下结束与护士的关系有一个现实的企盼,家庭对最后取得的成绩就可能满意得多。但如果家庭企盼护士做力所不能及的事情,在关系结束时自然就会感到失望。

④家庭与护士的交往情况:可直接影响人们对交往的看法,令双方都愉快和满意的关系,能使人们产生护理活动有效的感觉。而双方都不愉快和不满意的关系会使人们产生护理活动效率低甚至无效的感觉。

⑤护士的态度:许多刚进入社区服务的护士对自己的权力和能力有不切实际的企盼,就可能在最后对自己的工作结果感到失望。护士虽然不能使现有的问题完全解决,但能在现

有的条件下帮助家庭维持和改善他们的健康水平。

(3)评价的内容

①目标的检查:检查家庭护理目标是否真实有效、陈述是否清楚、目标是否达到。

②对家庭服务对象护理效果的检查:检查护理活动对病人产生了什么样的效果,病人的健康状况有否改善,病人对护士提供的护理活动是否满意等。

③对个体效果的检查:检查个体健康需求是否得到满足,护理活动对每个家庭成员有什么影响,家庭每个成员对与护士接触的满足程度如何等。

④对家庭分系统效果的检查:当家庭成员学习新的行为时,家庭其他系统的成员容易受到影响,评价时应考虑家庭中现行的改变是否对所有的家庭成员都有益或使他们都满意,为了平衡目前活动,是否有必要为家庭的另一部分成员做干预计划等。

⑤家庭单位效果的检查:检查家庭单位对护理干预有何反应,家庭功能是否更有效,家庭对于与护士的交往有什么样的情感反应,家庭是否更能适应形势的变化和掌握解决问题的方法等。

⑥与环境相互影响的检查:检查家庭与环境的相互影响发生了什么样的改变,这种改变对家庭是否有利,针对家庭的环境,是否需要计划更多不同的活动等。

⑦护理工作检查:检查护士是否做好了去家庭护理的充分准备,护士将什么样的知识带到家庭中,护士在执行自己的任务过程中熟练程度如何,护士还需要其他的技巧吗,护士的态度和价值观是怎样影响与家庭的交往的,护士是否利用了家庭的反馈信息对自己的工作进行改进,护士与其他卫生专业人员合作情况如何,护士对家庭交往的满意度如何。以上信息可以用于提高护理质量,也可为护士今后的工作提供经验。

(4)评价的结果:虽然评价是护理程序的最后一个步骤,但在许多情形下,它都是个开端。它可以帮助护士修改护理计划从而不断提高质量。评价有3个可能的结果:

①修改:在护理计划的任何一部分都有可能根据评价的结果进行修改。若想要使护理计划成为家庭真正所需要的,就应对计划进行进一步修改。

②继续:评价显示所制订和实施的计划有效或可能有效,需要继续实施计划。计划的继续是计划成功的显示,但并不意味着计划很快终结。

③问题解决:家庭原来的需求得到了部分或全部的满足,不再需要护理干预。

(二)护理过程的注意事项

1. 护理人员需要了解疾病的发生原因、临床表现和治疗原则,以便配合好医生的治疗和制订科学的护理计划。

2. 仔细收集有关疾病的各种资料,包括既往史、现病史、家族史以及生活方式和卫生习惯等,同时将服务对象所患疾病的症状、体征、治疗康复过程等详尽地向医生和其他医务人员介绍,以更有利于诊断、治疗和康复。

3. 制订护理计划时应根据服务对象的实际情况,因人、因时、因地制宜,制订的计划应是能够执行的,目标是可望达到的。

4. 护理人员应严格按照治疗及护理计划为病人提供护理服务,切勿擅做主张改变医嘱,以免发生意外。

5. 妥善管理家庭病床,在做好精神心理、饮食、清洁等一般护理的同时,还要针对病情变化，采用特殊的护理方法。

6. 认真做好护理效果评价，根据评价结果及时调整护理计划或更改护理措施。

7. 认真做好各项护理记录，包括对病人的病情观察、所采取的护理方法及治疗或护理后的反应情况等。

四、家庭护理的工作方法

在护理学领域，很早以前就开始强调家庭护理，并且把家庭看作是影响个人健康状况的重要因素。尽管如此，家庭护理的具体方法至今还未能明确。20 世纪 70 年代末，家庭护理被看作是护理的一种工作方法，到 21 世纪的今天它已发展成为护理的一个专门领域。在护理工作中，家庭护理的接近方法有以病人或护理对象的背景为导向的接近方法，有以总和家庭为导向的接近方法及以护理对象即服务单位为导向的接近方法（如图 6-3）。另一种家庭护理的工作方法强调的则是分段与分科护理、个案护理及家庭访视的方法。

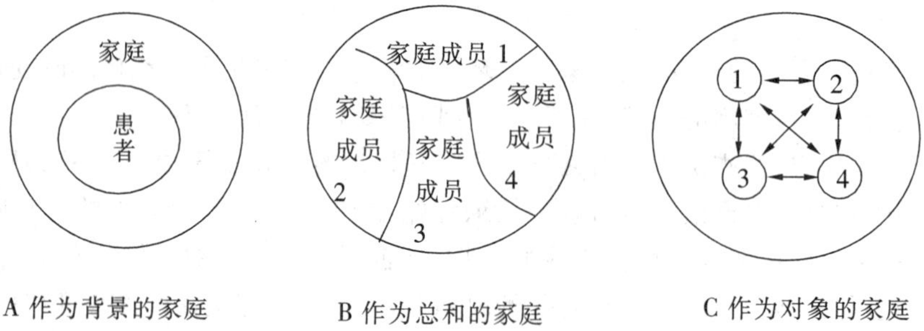

图 6-3　家庭护理的三种接近方法（Friedman，1992 年）

五、家庭等级护理的设立

为了在家庭护理中突出工作重点，提高家庭护理的质量和治愈率，需要制定家庭护理等级。家庭护理等级与医院内的护理等级有所区别，家庭护理不仅要根据病人的病情，同时也要按照病人的需求。护理等级是贯穿家庭护理全过程中的评价和管理依据，并以此作为病人或家属对护理服务及收费评价的可行性指标，使得家庭护理中的各项护理操作均有章可循、有据可查。

（一）护理内容及要求

1. 观察病情变化、根据病情需要测量体温、脉搏、呼吸、血压，并做记录。在护理计划的基础上制定出重点护理内容。

2. 保持各种管道通畅，防止脱落，准确记录出、入量，当日进行小结。

3. 掌握病人的诊断、病情、化验结果、治疗、饮食、护理措施、心理状态及家庭背景。

4. 家庭基础护理要做到：“六洁”（口腔、脸及头发、手足、皮肤、会阴、床单位清洁）、“五防”（防褥疮、防体位性低血压、防泌尿系统感染、防呼吸系统感染、防交叉感染）、“三无”（无粪便、无坠床、无烫伤）、“一管理”（膳食管理）。

5. 根据需要备好急救药品、器材，严格执行无菌操作规程，用物定时更换、定时消毒。

以上各项基础护理、各项治疗、病情观察等均要进行笔录以备查询。

（二）家庭护理等级

1. 一级家庭护理　根据病人的病情和需要制订出切实可行而且能确保病人健康安全的护理计划。在实施计划的全过程中要指导并协助病人家属做到以下几点：

（1）根据需要对病人的健康进行整体评估，内容包括：C、R、N、运动、智力、日常生活动作等。可用各种量化的表格进行测查，如上肢能力评价（适用于偏瘫、疾病康复期及高龄老人，站位、坐位不限）（表 6-7）。

表 6-7　上肢能力评价

能力	能（左右）	不能（左右）	日期
能使用剪刀并能剪开信封（信封可放在桌子上）			
拿钱包，并从钱包中取出硬币（在空中拿钱包，包括拉开、合上拉链，不使用任何托物如桌子等）			
单手打伞（伞支在空中，不扛在肩上，连续维持 10 秒钟以上）			
剪指甲			
系衬衣袖口的纽扣			

引自：林菊英. 社区护理. 科学出版社，2000

（2）健康教育：指导病人自我护理，纠正不良的生活、卫生习惯，提高综合性的自我护理能力，给予适当的心理护理，以避免有害的应激原造成不良刺激；协助病人维持身心平衡，使其在生理、心理各方面均处于接受治疗和护理的最佳状态，达到维护健康、预防疾病、促进康复的目的。

（3）安全管理：内容包括：安全用药（用药剂量、用药间隔、药物配伍、食物对药物的影响等）、环境、用餐、外出安全等，并指导病人安全、有效、省力地完成日常生活活动，注意防止发生各种损伤和意外。

（4）保证“六洁”的实施：要求做到夏季 1 周洗澡（擦浴）、洗头不少于 1 次（视病情而定），冬季两周洗澡（擦浴）、洗头 1 次，洗后要有皮肤护理措施，并剪指（趾）甲（可视病情和需求增减）。

（5）保证“五防”的实施，确保病人的健康安全。

（6）保证“三无”的实施，并根据病人的病情和需要制定预防措施。

①肠道及泌尿系护理要有具体计划。

②口腔护理要与预防呼吸道感染相结合，并制订出护理计划。

③预防褥疮（皮肤损伤）：要根据病情制订出具体的翻身及保护皮肤的护理计划。

（7）保证“一管理”的实施：饮食调剂要考虑病情、营养需求、个人口味（饮食习惯），同时还要考虑到病人的经济条件，协助病人或家属制定合理的膳食配方。

一级家庭护理每周进行 3～5 次或每日 1 次。

2. 二级家庭护理　根据病情和病人存在问题，指导和教会病人及家属做好各项基础护理中的单项护理，如皮肤护理、口腔护理、肠道护理、膀胱护理等护理工作中的具体操作和注意事项，以及生命体征的观察和检查病人的遵医行为（对医嘱、护嘱及服药执行情况等）。

二级家庭护理每周进行1～2次或隔日1次。

3. 三级家庭护理　根据病情需要观察生命体征并做好记录，检查遵医行为（服药情况等）。三级护理每周进行1次或根据病人的需要而定。

六、多问题家庭的护理

多问题家庭是指家庭同时存在几个方面的问题，如发展、支持、疾病或其他压力、内部功能、环境等。此时家庭面临多种压力，缺乏支持，使得家庭不能满足其成员生理、心理和社会发展的需求。多问题家庭主要包括危机家庭和慢性问题家庭。

（一）危机家庭的干预

危机家庭是具有特殊问题的脆弱家庭，例如：慢性病病人家庭、残疾人和精神疾病或临终病人的家庭、单亲家庭、只有老年病人的家庭等。社区护士在为病人提供护理服务时，如果遇到这样的家庭，首先应对包括病人在内的整个家庭进行功能管理，即确认发生问题前家庭的应对能力、方式和支持资源等，帮助家庭选择解决问题的方法，让其自己应对危机问题。

社区护士的角色之一就是帮助这样的家庭应付危机。具体干预措施包括以下几个方面：

1. 给危机家庭以鼓励，并为其提供希望。
2. 帮助危机家庭认识和寻找应付压力的资源及力量。
3. 帮助危机家庭认识和描述压力源的性质。
4. 了解危机家庭成员对事件的估计、事件对他们的影响以及他们对自己应对能力的判断。
5. 提供有关危机家庭可能未知的压力源的性质及需求的信息。
6. 帮助危机家庭将应付压力源的行为分成可实行的若干步骤。
7. 帮助危机家庭探索现有的和其他可能的应对措施。
8. 强调危机家庭内部资源包括个人和家庭力量的发现和使用。
9. 动员社会支持，安排有形的外部支持，如食品支持、经济支持、卫生保健、家庭访视等。
10. 当危机家庭调整适应新的形态时，鼓励他们对事件和情形重新进行评价。

（二）慢性问题家庭的调适

1. 慢性问题家庭的类型

（1）易受伤家庭：易受伤家庭是指由于与某一生活事件有关的强烈而聚集的压力源使家庭处于一种特别脆弱的状态。强烈的压力源加上家庭资源的耗竭，超越了家庭应对的能力。

（2）贫困家庭：贫穷和生活在一种资源贫乏或不好的环境里也是影响家庭应对压力的因素。贫穷者，包括个体和群体持续面对多种、长期的压力源，包括就业困难，不安全、不合适的住房状况，经常处于暴力和犯罪活动中，缺乏照顾小孩的帮助，以及卫生服务机构和社会服务机构不积极的态度和反应等。当家庭面对不可预料和残酷无情的压力源时，家庭对事件和情形的掌握力下降，无助感乃至绝望感增加，自尊心受到伤害。当人们处于焦虑和抑郁状态时，就不能很好地安排自己的力量去应付紧急而来的问题。贫穷本身也可以带来一系列的健康问题，包括传染性疾病增加、预防保健不足等导致慢性疾病和非自然死亡（如新生儿死亡、意外死亡）增加，以及职业危害和不安全住所，与孩子有关的问题如生长发育延迟，孩子焦虑和抑郁，受照顾不周等。贫困区的周边环境也存在危险因素，如工业区、毒废物区的污染。贫穷的个体更可能是无家可归者，不能得到卫生保健。

（3）选择消极应对方式的家庭：社区护士可以通过帮助这类家庭认识应对方法、寻找其家庭内外资源以及发现其他的方法来应付压力。然而，有些家庭即使在实施护理干预后，应对压力仍然存在问题，因为家庭可供选择的应对方式都是消极的；有时没有一个可能的选择能够解决问题；有时所有选择的结果都是消极的，并且可以引起更多的问题。当所有的选择均不理想而又必须应付压力时，家庭也处于一种高危状态。

（4）内部动力失衡的家庭：多问题家庭可能有内部动力失衡问题，主要有以下几方面的特点：

①发展阶段和任务：家庭完成发展阶段和任务有困难；形势和成熟危机同时发生；发展阶段的任务延迟或不能完成。

②角色：企盼行为的模式与年龄和能力不相适应，是刻板分配的，因而不能支持家庭功能。

③权力：没有清楚的角色规定和合适的规则，权力没有被分享。

④交流：家庭交流不畅通、不诚实和不直接，包含不一致的感觉和语言，没有特征性；家庭没有把交流作为一个解决冲突的机制。

⑤价值：没有为成员提供社会所接受的行为准则，不能适应时间的变化。

⑥资源和社会支持：家庭缺乏内部和外部资源，没有使用或过分使用那些可利用的资源。

⑦适应力：不能灵活应对改变的需求，或家庭缺乏内聚力和预见能力。

⑧家庭成员焦虑水平高，人们在这种家庭中进行思考和解决问题有困难。长期的焦虑可损耗实行良好的功能的能力。

⑨外界压力源强烈、数量多，且同时发生，家庭难以适应。

2. 慢性问题家庭的护理措施

（1）促进照顾的连续性。

（2）积极寻求解决问题的方法。

（3）帮助家庭发现并动用自身的力量。

（4）针对家庭的部分问题进行阶段性工作。

（5）帮助家庭认识超前发展或以不同的方式进行工作的策略。

（6）帮助家庭选择适当的方法积极地应对压力源。

（7）给予家庭和成员更多的关爱和尊重。

（8）组织可能有形的社会支持资源，鼓励使用可能的无形支持资源。

（9）加强家庭的能力和发展个体的自尊是最终的目标。

七、家庭临终关怀护理

完整的生命终结过程包括临终和死亡。临终病人及其家属更需要关怀和照顾。临终关怀通常在医院或专门的临终关怀机构进行，但更多的却是在社区的家庭里进行。因此，社区护士做好家庭临终关怀护理尤为重要。

（一）临终

1. 临终的定义　死亡是一个逐渐发生、发展，由量变到质变的过程。临终是指临近死亡的阶段。临终病人是指在接受医疗和护理之后，病情仍继续恶化，尽管意识还清醒，然而各种征象已显示生命即将结束。

2. 临终的时间范围　关于临终的时间范围，各个国家均有不同的界定标准。美国的界定标准定为无治疗意义、存活时间在60日以内者；英国将存活期只有1年者视为临终者；日本以2～6个月存活期为临终阶段；在我国，大部分学者认为，当病人无法治愈，死亡在2～3个月内发生时属临终期，此时可实施临终关怀护理。

3. 临终病人的界定　尽管目前世界上尚无统一的界定标准，然而国际共识的标准是：

(1)自然衰老，各主要脏器衰竭，生活不能自理者。

(2)各种意外伤害，生命垂危无抢救意义者。

(3)无治疗意义的晚期癌症病人。

(4)慢性疾病终末期，存活3～6个月以内者。

4. 临终病人的心理变化过程　美国精神病学家库勃乐·罗斯(Kubler Ross)指出，临终病人对死亡的心理变化经过5个阶段：

(1)否认期(denial)：病人获知自己的病情，对死亡深感恐惧和不安，认为这是“不可能的事儿”，“他们一定弄错了”，拒绝接受死亡的事实，不相信诊断是正确的。继而病人抱着一线希望，尽可能多找几个医生诊治，渴望有新的疗法或奇迹出现。也有的病人怕家人悲伤，表面上装出一副若无其事的样子，以掩饰内心极度的痛苦。此期，护士应理解和接受病人的否认表现，并认真倾听，帮助病人面对自己的病情，使病人逐渐增加勇气来面对死亡。

(2)愤怒期(anger)：是对自己的命运和周围的人表示愤怒的时期。经过短暂的否认而确实了解求生无望时，怨恨、愤怒等情感都表现出来，怨恨世道对自己太不公平，有的病人还认为是家属、医务人员贻误了病情，经常斥责接近他的医护人员和亲属。这些现象是病人的正常的适应性反应，需要护士耐心倾听，让病人尽量倾吐自己的情感，尊重、理解和关怀病人，并使病人认识到自己还是有价值的、是受人们关怀的人。由于病人暴躁的脾气，家属一时也感到忧郁、悲伤和负罪感，这时护士应理解家属的心情，并予以劝说。

(3)协议期(bargaining)：是病人以超人的能力与神协议的时期。此时病人认为许愿或做善事能扭转死亡的命运，再延长一些生命，可有时间来完成未尽的事业和家事，因此愿意接受治疗，并提出一些相应要求。社区护士应理解面临死亡的病人的这些正常表现，并设法满足病人的要求和缓解病人的症状。

(4)抑郁期(depression)：病人对自己的病情感到焦虑、不安和悲伤，觉得未尽到家庭的责任，从而心情忧郁，深感悲哀和痛苦。此时病人关心自己死后家人的情境，想留下遗言，希望见到亲近的家属和朋友。这时护士应给病人提供表达自己感情的机会，尊重病人的遗嘱，并耐心倾听病人诉说，使病人有时间做迎接死亡的准备。

(5)接受期(acceptance)：病人平静地接受死亡的来临。此时身体越来越虚弱，关心的范围变窄，喜欢安静，讨厌吵闹，这是感情的空白阶段，病人和家属都特别需要照料和安慰。护理人员守护病人，可使病人在无言中感到自己在被爱护和被关怀。

罗斯指出的以上5个阶段并不一定按顺序发展，各阶段之间的界限不是非常明显，他们彼此重叠，有时相互交错，个体差异很大。

5. 影响临终病人对死亡的态度和反应的因素　病人的年龄、人格、心灵、宗教信仰、社会文化背景、对失落和死亡的经历等个人的特点，以及病人的人际关系特性，疼痛、精神和身体虚弱程度等疾病特点都可以影响临终病人对死亡的态度和反应。研究结果显示，由于中国传统文化的影响和中国人的含蓄、内向的性格，大部分临终病人在否认阶段之前存在着一个回避期，即病人和家属为安慰对方而彼此隐瞒内心感受，回避现实。

（二）临终关怀

1. 临终关怀的定义　临终关怀英文名hospice，源于拉丁文“hospitals”和“hospitium”。“hospitals”，原意为“主人”的“hospices”和“医院”的“hospital”的复合，体现主人和客人间的爱心和关照的“场所（hospitium）”。

现代的临终关怀概念是由有着护士背景的英国医学专家桑德斯（Saunders）提出的。她于1967年在英国伦敦建立了一所圣克里斯多佛临终关怀医院，把临终病人的生活治疗和心理治疗结合在一起。这所临终关怀医院的建立，很快得到世界许多国家的响应。临终关怀在世界范围内已发展成为一个新的相对独立的学科，我国目前尚处于初级阶段。美国临终关怀协会（NHO）将临终关怀定义为“为临终病人及家属提供连续性的入院护理和居家护理的工作”。

临终关怀是通过对临终病人的关心和照护，让病人能尽快进入角色接受现实，稳定情绪，使其带着尊严，在舒适、平静中离世，提高临终生命质量；同时为病人家属提供情感支持，以达到维持或提高身心健康的目的。

2. 临终关怀服务理念　临终关怀体现整体观念，以照护为中心，给予临终病人及其家属最适宜的关心与照护；同时强调全面照护，包含着对护理对象的同情和怜悯，使病人舒适地度过有价值的人生最后阶段。临终关怀服务理念可归纳为如下5点：

（1）提高生命质量：对临终病人的照顾重点不再是无意义地延长生命，而是如何去丰富生命，重视生命质量；尽可能减轻临终病人的痛苦和满足需求，努力使临终病人在平静安宁中度过余生，通过临终关怀体现生的意义和死的价值。

（2）与病人共同面对临终死亡：应帮助病人树立正确的生死观，以护理人员的人生观和对死亡的态度影响病人，使临终病人视死亡为人生的一部分，使他们能坦然地对待死亡、接受死亡。

（3）尊重临终病人的尊严和权利：临终病人的尊严和权利不应因生命的殆尽而丧失，护理人员应尊重其人格、尊严和权利，利用一切可利用的资源，尽量满足和支持病人及其家属的要求，如病人有权知道自己的病情及治疗、护理方案，有权保留个人隐私等。

（4）以关怀和照顾为主：临终的病人更多的是需要症状控制、精心护理和心理支持，因此，护理人员应按照病人和家属的意愿给予最合适的关怀和照顾。

（5）临终病人的家属也是关怀对象，应在照护临终病人的同时安抚家属，使之顺利度过居丧期。

3. 临终关怀的类型　临终关怀可分为家庭临终关怀型、医院入院型、临终关怀机构型和混合型。

(1)家庭临终关怀型:是社区护士或临终关怀专门人员在临终病人家中为其所做的照护,是目前世界上最普及的类型。

(2)医院入院型

①医院中的散在型临终关怀:病人可与其他病人同住在内科或肿瘤科,接受医院临终关怀小组的照料,但具有与其他病人在一起生活的困难。

②医院临终关怀疗区:在医院固定的疗区接受照护。

(3)临终关怀机构型:指在专门的临终关怀机构,如临终关怀护理院,为那些很难在医院或家庭接受照料的病人提供服务,采用医生定期访问,护士24小时常驻的形式。

(4)混合型:是上述任何两种类型混合利用的方式,如在医院设临终关怀疗区的同时,提供家庭临终关怀服务等。

4. 临终关怀与传统治疗的差异　临终关怀的实质是以提高病人尚存生命的质量为中心,保持病人的尊严。它包括止痛、基础护理、心理支持及改善环境,并对病人家属给予关怀。临终关怀的重要内容是控制症状、支持性的治疗与护理,是对人生的临终期提供不同于生命其他时期的特殊服务,是医学、护理学、社会学、法律学、伦理学、心理学、宗教及社会各个机构共同研究和服务的实践活动。因此,临终关怀是一项涉及多学科,多手段,并强调社会共同参与的一项综合性服务。与传统的医疗相比,临终关怀具有如下特殊意义:

(1)临终关怀认为死亡是人生的一个过程,使病人和家属尽可能在平静和安宁中度过,鼓励病人和家属参与治疗和护理。

(2)临终关怀强调病人的潜在能力,认为缓解疼痛和改善其他症状的管理是病人和家属强烈的欲望。

(3)提供个性化的护理,不仅提供症状的治疗,根据个人的需要给予镇痛药缓解疼痛。

(4)把病人和家属作为护理对象,病人死亡后为家属继续提供特别的护理。

(5)由相对固定的护理人员连续护理一个病人。

(6)提供更多的时间为病人服务,给予尊重人格、沟通和支持的时间。

5. 临终关怀活动的标准　关于临终关怀的活动标准,美国临终关怀协会(NHO)和美国议员合同评价委员会(JCAH)于1986年制定了如下原则和标准:

(1)临终关怀活动应由专业人员来完成。

(2)临终关怀提供持续的护理。

(3)临终关怀提供家庭护理。

(4)临终关怀应保管医疗记录文件。

(5)临终关怀应有控制机构。

(6)临终关怀应管理和维持行政业务。

(7)临终关怀应及时了解和掌握资源的利用情况。

(三)家庭临终关怀护理

1. 定义　家庭临终关怀护理是社区护士以临终病人为中心,以其家庭为单位,以临终关怀服务哲理为理念,通过身体、精神和心理等方面,为临终病人及其家属提供连续性照顾的整体护理。

2. 护理原则

（1）以症状控制和病人的抚慰护理为主。

（2）以家庭中的病人及其家属为护理对象。

（3）提供连续性的照护。

（4）提供多学科的团队护理。

3. 护理内容

（1）疼痛控制：癌症临终病人的主要症状就是疼痛，缓解病人疼痛的基本方法是药物治疗。WHO建议应用三步阶梯疗法控制疼痛。第一步先给非麻醉性镇痛药；第二步给弱麻醉性镇痛药；第三步用强麻醉性镇痛药。此外，还可采用音乐疗法、生物反馈法、针灸疗法、外周神经阻滞、松弛术等来取得镇痛效果。护理人员还可通过语言和非语言交流，用同情、安慰和分散、转移注意力的方法消除病人对疼痛的恐惧，提高疼痛的阈值。同时，社区护士还要认真观察和记录病人每次疼痛发作时间、部位、程度、性质以及可缓解的药物和方法等。

（2）情绪护理：关于终末期病人的心理变化，库勃乐·罗斯提出了否认、愤怒、协议、抑郁和接受等5个变化过程。这种心理变化过程与个体、宗教文化、社会背景有着密切的关系。根据病人的精神心理变化，社区护士可守护在病人身旁，倾听病人说话，注重病人情绪变化，通过情感支持使临终病人获得心理上的慰藉和满足。

（3）心灵护理：一些疾病终末期病人有心灵、宗教方面的需求，社区护士应尊重病人的需求并尽可能给予满足。

（4）基础护理：根据病人病情做好病人的口腔、鼻腔、眼睛、头发及皮肤的护理；合理调配饮食，保证营养供给；保持大小便通畅；帮助病人翻身或改变卧位，避免褥疮的发生等。

（5）支持和关心家属：家属也是临终关怀的服务对象，面对即将死亡的亲人，家属常常痛苦万分，出现难以克制的情感反应及行为。此时，医护人员应积极做好家属的思想工作，关心、体贴、支持、理解和尊重他们，并给予恰当的疏导和安慰，帮助他们度过心理难关。

4. 护理程序

（1）护理评估及确定护理问题：包括对病人及其家属的评估。社区护士要认真评估临终病人的精神、心理状况和社会文化背景，如对死亡的态度、生命价值观、性格特征、心理需求、家庭资源、休养环境、医疗费用等情况，找出符合病人实际的有关心理、社会方面的护理问题。同时，做好病人家庭资源（家庭成员、类型、职业、文化背景、宗教信仰、和睦状况、居住条件）和功能情况（经济承受能力、成员之间融洽程度、对病人照顾能力、对待死亡的认识与心理承受力）的评估与利用，充分发挥家庭成员的主观能动性。

（2）制订护理计划：社区护士应注意所制订的护理预期目标（包括长期目标和短期目标）要简明、清楚、能够测量、可以实现，所制定的护理措施要具体、可操作、能落实。此外，护士特别要善于听取病人和家属的意见，尊重他们的意愿和要求，并让他们了解护理计划的内容，主动接受，积极配合。

（3）护理实施：社区护士在实施护理计划的过程中，必须尊重病人及家属的人格、权利，做到热心、爱心、耐心、细心，同时注意充分、灵活地组织和利用好家庭及社区的资源，最大限度地调动和发挥家庭功能的作用。社区护士要学习和掌握有关失落心理和悲痛反应的知识，同情和理解家属，利用适当的时机和有效的交流方式，鼓励病人和家属诉说内心的痛苦和真实的想法；尽量满足病人及家属提出的合理要求；尽可能地对家属遇到的实际困难提供咨询意见和建议；对于病人和家属的过激言行，要给予宽容和谅解，避免纠纷。同时，社区护士应向家属传授一些保存精力、保持健康和自我心理疏导的方法，帮助他们合理安排作息时间。如果家属愿意，护士可以教他们一些基本的护理知识与技术，便于参与临终病人的照料，同样会使家属得到心理慰藉。

(4)护理评价：社区护士要重点评价病人和家属对护理服务的反应和护理预期目标实现的程度，对未达到目标者应及时寻找原因，及时修订计划。评价还要注意科学性，对病人行为和护理行为两方面都要评价。评价的方法也应多样化，如问答法、观察记录法、病人和家属自评法等。

（张　梅）

第七章 个 案 管 理

第一节 个案管理的概念

随着医学模式的转变，护理工作的重点已由治疗疾病转移到健康保护和健康促进上来，社区护士由对个体病人的服务扩大到对健康人和家庭服务，也即意味着社区护士所服务的对象涵盖较广，包括了个人、家庭、团体以及社区，她们不再是局限在以提供个人的直接护理为主；而以促进及保护群体的健康为目标。其护理对象可能为没有任何疾病的健康人，护理的主要目的是健康促进，故不宜以“病人”来称呼护理的对象。社区卫生护理工作的对象称为个案(client)或个案系统(client system)。个案包括病人、健康人及家庭、团体、社区。

社区护理的特点强调以“人群”为重点，以群体为单位的护理，具有较高的独立与自主性，个案管理的时间较长，服务的层面较广。个案管理即对个案存在的健康问题施行健康指导及管理。如对孕前、产前、产后保健，新生儿、婴儿、学龄期儿童保健等，进行整体性、持续性、预防性、广泛性的健康服务，达到预防、保护和促进健康的目的。其目的在确保个案能够获得充分及应得的服务，使其能在限制最少的情况下，充分发挥功能。

一、个案的种类

个案根据其健康问题、年龄、生命周期等来分类。各种分类方法不尽相同，各类个案有其管理之重点。现介绍常用的案别种类。

(一)孕前卫生

孕前卫生(pre-pregnancy health，PPH)是指青春期至怀孕期的卫生保健，包括青春期、婚前期、婚期及孕前期的保健。此时期的保健工作包括青春期生理卫生教育、婚前和婚后的健康与生育问题，如婚前健康检查、性健康教育、新婚适应、优生优育、计划生育、避孕知识、遗传咨询、不孕症的指导与治疗等。

(二)产前保健

产前(ante-partum，AP)是指怀孕至分娩。此时期的保健工作，包括对早孕妇女进行围产期保健登记、早孕咨询检查及健康指导，建立围产期保健手册，定期产前检查，进行孕期保健知识宣传，减少怀孕期间的身心不适并预防各种合并症，摄取足够的营养，认识孕期的各种危险因素，使孕妇安全顺利地生产并获得健康婴儿。

(三)产褥期卫生

产褥期(post-partum，PP)是指分娩至产后 42 天。此时期的保健重点为产后家庭访视、教导产妇实行产后卫生，如会阴护理、产后运动、均衡饮食、产后检查、家庭计划、乳房护理、母乳喂养指导、产后避孕及产后心理适应、计划生育指导等。

(四)新生儿保健

新生儿(newborn,NB)是指出生至满月的小儿。新生儿脱离母体后需要经历一系列重要的调适和复杂的变化才能适应新的环境,维持其生存和健康发展。由于新生儿各个脏器的生理功能尚不完善,对外界环境的适应性差,抵抗力弱,因此此期其发病率和死亡率是最高的。此时期的保健重点是建立和加强新生儿家庭访视制度,建立新生儿健康管理卡和预防接种卡,进行全面体格检查,如体重、身长、体温;教给母亲育婴的知识与技巧,包括哺喂婴儿的方法、沐浴技巧以及新生儿的身体状况观察及护理方法,如吃奶量、大便情形、脐带护理、新生儿黄疸、皮肤护理、体温、体重、头围、面色、皮肤、预防感染、预防接种及体格检查安排等;指导并鼓励母乳喂养,预防各种新生儿常见疾病。

(五)婴儿卫生督导

婴儿卫生期督导(infant health supervision,IHS)是指满月至周岁的小儿卫生督导。此期是小儿生长发育最快的时期,所需的热量、蛋白质的量比成人相对高,但消化功能极不完善。婴儿6个月后来自母体的被动免疫抗体消失,自身免疫功能不完善,对疾病的抵抗力相对较差。此时期的保健重点在于婴儿的生长发育情形、哺喂情形、健康检查、预防接种、副食品的添加情形,指导断奶,培养良好的卫生、生活习惯,早期智力开发,合理安排婴儿的生活,预防各种意外事故及感染性疾病;运用丹佛的"婴幼儿发展测验记录表"(denver developmental screening test,DDST)评估婴儿的发展是否有问题,以便及早发现、及早治疗。

(六)学龄前儿童之卫生督导

学龄前儿童的卫生督导(preschool health supervision,PHS)是指周岁至满六岁的幼儿卫生督导。此期幼儿各方面能力逐渐增强,与外界接触机会增多,智力、体力发展快,但仍易患病。此时期的管理重点为身体的健康评估、发展评估、营养及日常生活照顾情形。此期儿童活泼好动,神经活动不易集中而易泛化,应注意早期教育,培养良好的生活习惯及心理素质;以游戏的方式促进智力发育;培养独立生活能力和讲卫生、讲礼貌、爱集体、爱劳动的道德品质;加强体格锻炼,增强体质;进行常见健康问题和疾病的管理,如生长发育的监测、免疫接种、健康促进、预防意外情况(如外伤、烫伤、溺水、中毒等)发生,加强传染病的防治。

(七)学校卫生督导

学校卫生督导(school health supervision,SHS)是指小学、初中、高中、大学乃至研究所的卫生督导。此时期是儿童向成人转变的过程,身体和心理逐渐成熟,能够担当成人的责任,开始独立的时期。此时期的管理重点可根据他们不同年龄阶段的发育特点而定,包括健康检查、宣传卫生知识、预防接种、预防近视、生理卫生教育、心理咨询、合理饮食、体育锻炼,对学生的适应能力和社会关系的培养,培养良好的心理素质、生活习惯、道德品质等。同时也可依据他们年龄的发展方向而决定健康管理重点,如6～12岁为发展勤勉好学、自我概念、自尊之建立、良好卫生习惯的养成;12～18岁为自我概念的加强、个性形成、社交关系的建立、性意识及性取向教育、接受教育与选择未来、事业的准备、合理饮食、避免营养不良与肥胖、厌食;18～25岁为高深教育的加强、未来事业的奠基、成就需要、爱与归属需要、追求生存的意义。

(八)传染病控制

传染病(communicable disease,CD)是指传染性疾病。传染病控制是指通过访视传染病个案，了解案家的生活环境、病人的现状、不利疾病控制之因素及困难，协同案家、卫生人员、环保人员，根据传染病控制原则，采取行之有效的措施，消灭病原体，切断传染途径，并增加宿主的抵抗力（由预防接种、均衡营养、休息及规律的生活获得），以控制传染病的蔓延。

（九）非传染病控制

非传染病（non-communicable disease，NCD）是指非传染性疾病。非传染病经医师诊断，以其疾病名称为案别，如高血压、糖尿病、癌症、心脏病、脑中风等。非传染性疾病的控制是指通过家庭护理进行干预，使一些心脑血管疾病、肺部阻塞性病症、内分泌疾病以及肿瘤等的病情得到控制。如根据疾病的种类与病情程度、治疗方式等，协助个案正确服药、进食治疗性饮食、适度运动、恢复健康及心理调适等；进行预防和促进健康的社区护理服务包括提供咨询和转介服务、康复服务、社会工作服务、居家护理及长期照护的服务等。

（十）营养不良之个案管理

营养不良（malnutrition，MN）者是指体重超过或低于标准体重 20%或经医师诊断为营养不良者。此类个案的管理重点为协助其改善营养状况。对此类案别的工作方向是先研究个案营养不良的原因，评估其目前的营养及身体状态，再根据家庭的经济能力、饮食内容与习惯等，制订合适的饮食计划，并根据个案的理想体重、工作和生活情况、身体状况、年龄，给予合适的热量及饮食内容分配，以提供个案均衡的营养，并辅以适度的体育运动。

（十一）辅导适应不良个案

适应不良（maladjusted，MA）者是指包括儿童或成人有心理问题者，或不能与人和睦相处者。所谓心理健康，依心理学上的解释：心理健康就是适应良好，可以了解自己、接纳自己、正确判断环境、实现自我、努力工作且享受快乐与满足。

社区护士在家庭访视时，通过护理及良好的沟通技巧，从而可发现存在家庭中成员适应不良的问题，如学童逃学、酗酒、药物成瘾、青少年怀孕等问题，或者是家庭不和睦，如婆媳不和、夫妻失和、亲子冲突以及邻居失和等。此外，其他还有面临退休期的心理适应、老人的孤独、丧失重要亲人及更年期的心理适应等。护理人员需根据不同情况予以辅导。

（十二）老人保健

老人（geriatrics，G）是指凡年满 65 岁以上者及患慢性疾病者。这类个案皆收案管理。老人各种组织、器官生理功能老化及智力、性格变化，易导致老年性疾病的发生。此期管理的重点为协助老人适应各种变化及安排老人生活，满足老人的健康需求，如用药安全、忧郁情绪的调适、调节心理平衡、营养状况、适度运动、规律生活与按时睡眠，早期发现异常症状或疾病，提供适当的治疗及转介服务，通过社区保健有效地预防老年疾病，维持老年人正常的生活活动能力，提高健康水平，延缓衰老，使老年人老而少病，病而不残，残而不废，愉快地安度晚年。

二、个案管理的服务对象及程序

社区护士的服务对象从广义上来说是对护理有高度需求的人，包括个人、家庭、团体及社区，属于个案管理的对象有年老体弱者（年龄超过 65 岁）、慢性病病人、永久性残疾者、家庭照顾不确定者、日常生活有困难者等。总之，一个家庭或其家庭成员中存在影响健康的问题，均需经过收案和持续管理，通过提供护理服务和健康指导，改善其身体健康状况。社区护理的最终目标是促进与维持社区的整体之健康，给个人、家庭或社区提供直接的护理，以有效预防疾病及促进健康。

总而言之，社区护士的服务对象应包括个人、家庭、团体、人口群体以及社区共5个层次。表7-1列出社区护士在面对不同层次服务对象时的业务服务，以供参考。

表7-1 社区卫生护理对象的层次

个案	特质	健康评估	护理措施	案例
个人	个人不同的健康需求及问题	个人的身体健康检查评估	与案主之间的互动	王先生
家庭	以家庭系统为基础的小团体的健康需求	家庭健康评估	家访；与家庭成员的团体互动	王先生一家5口
团体	两人或以上的团体，面对面之沟通，独立的团体作业方式	评估团体的健康状况及不良行为，对成员间的影响	团体参与，社区护理人员扮演领导者之角色	王先生参加的戒烟班
人口群体	有相同个人或环境特质的一群人之聚集	此群体的健康需求与生命统计资料	研究与计划此群体之健康需求	王先生是属于老年人口(个人特质)或低收入户(环境特质)
社区	一群居住在同一特定区域的人	社区健康评估	进行社区健康评估与社区健康促进计划	王先生所居住的社区

三、个案管理程序

个案管理发达国家普遍用于社区护理，我国目前正在开展和逐步建立并普及的是社区家庭基本信息和病案的档案管理。档案管理与个案管理的区别为档案管理是静态的和被动式的，而个案管理是动态的和主动式的。发达国家的个案管理由几个阶段构成，它包括了对个案的评估、护理计划的制订、计划的执行与落实。其评估不是简单的病史，而是涉及个案的身体健康程度、精神卫生状况、社会活动需求等各个方面。护理计划要根据个案评估的结果、经济状况等综合因素来制订。从评估到计划落实，只是完成了一个循环。个案管理是由多个这样的循环构成的。

个案管理的程序可分为收案、转案与转段、消案及重开案。每一位个案至少要经过收案和消案两个过程。

1. 收案　个案或案家有健康需要或有严重复杂的健康问题时，予以收案管理。根据收案条件选择受照顾者，并进行一系列必要的登记。可按户籍、案别进行登记。个案一经收案，可以户主姓名登录一个“家字号”，家字号为收案家庭的序号，并须填写新登录本、案别登记、访视个案管理卡和社区护理病历等，做好家庭的档案记录，即完成收案的程序。

2. 转案与转段　一案别转变为另一种案别为转案，如产前个案于生产后转为产后个案，新生儿个案于满月后转为婴儿个案等。转段是指当个案由某一地段迁居至另一地段时须办理转段手续。原地段管理者将个案转给新地段管理者，并填新案登记本。

3. 消案 当个案已达到消案条件时，如访视目标完成，健康问题已解决，或个案搬迁、个案死亡等不需要继续管理时，则予以消案。

在办理消案手续过程中，要在有关表格上填写消案日期与消案原因，说明消案的情况，并妥善保存有关资料。

4. 重开案 消案后个案又出现健康问题，需给予重新开案管理，称为重开案。

表 7-2 列出了个案管理收案条件及访视重点，以指导社区护士进行个案管理。

表 7-2 家庭护理个案定义、访视重点及收案条件

案 别	定义与访视重点	收案条件
孕前卫生 (PPH)	妇女自青春期至怀孕期的保健工作： ·婚前检查 ·婚后保健 ·家庭计划 ·优生优育	发生左列问题的妇女
产前保健 (AP)	妇女自怀孕至分娩的保健工作： ·产前检查 ·孕期营养 ·产前运动 ·孕期不适的简易处理 ·婴儿用物准备 ·认识产兆 ·预防并发症	1. 较缺乏孕期知识的初产妇 2. 罹患慢性病之孕妇 3. 此次怀孕妊娠早期曾罹患传染性疾病 4. 有特殊怀孕史或生产史者 5. 曾生育异常的孩子 6. 产前检查发现有异常或并发症者 7. 有抽烟、喝酒、用药、辐射等问题的孕妇 8. 孕妇或配偶患有精神疾病、智能不全或其他有碍优生的遗传疾病 9. 青少年孕妇、高龄孕妇、未婚怀孕等问题
产后保健 (PP)	妇女分娩至产后 42 天的保健工作： ·产后会阴冲洗 ·产后复旧情况监测 ·母乳喂养指导 ·均衡饮食 ·产后运动方法 ·产后检查 ·哺乳妇乳房护理 ·产后家庭计划	1. 由产前个案向产后转案 2. 产后 42 天内缺乏育婴知识者 3. 产后有高血压、心脏病、糖尿病、产褥热、乳头凹陷或乳腺发炎者

续表 7-2

案　别	定义与访视重点	收案条件
新生儿保健 (NB)	出生至满月新生儿的保健工作： ·哺乳方法、保暖 ·新生儿沐浴技巧 ·观察新生儿进食、排泄、脐带、皮肤、体重变化等状况 ·预防疾病和意外 ·抚触及情感交流 ·卡介苗及乙型肝炎疫苗预防接种重要性及反应	1. 早产儿：出生体重不足 2500g 的早产儿或小样儿及过期产儿 2. 第一胎：出生体重低于 2 000g 或体温在 35℃以下者及异常分娩的新生儿，各种难产、手术产新生儿，小于或大于胎龄儿 3. 双胞胎或多胞胎 4. 畸形儿、生产受伤害者、窒息、有疾病的新生儿或新生儿筛检异常者 5. 母亲育婴知识不足者 6. 母亲有特殊疾病者，如艾滋病、乙型肝炎或结核病等
婴儿卫生督导 (THS)	满月至满周岁婴儿的保健工作： ·母乳喂养 ·副食品添加 ·定期健康检查及按时接受预防接种 ·意外事故之预防 ·生长发展测量记录 ·感染性疾病预防	1. 由新生儿个案于满月后转案成为婴儿卫生督导个案 2. 生长发育异常或发育迟缓者 3. 第一胎或多胞胎 4. 先天性畸形儿 5. 罹患急性传染病或其他疾病需家庭护理 6. 母亲缺乏育婴知识 7. 营养不良者
学龄前儿童卫生督导 (PHS)	周岁至满六岁儿童的保健工作： ·均衡饮食 ·刷牙习惯之培养 ·大小便训练 ·游戏与玩具选择、体格锻炼、常见疾病的预防 ·亲子关系 ·定期健康检查及按时接受预防接种 ·生长发展测量记录	1. 由婴儿个案满一岁后转案 2. 佝偻病、缺铁性贫血 3. 有健康问题者、有缺点需矫治追踪者、生长发育迟缓者 4. 长久没按时健康检查或预防接种者 5. 如先天性甲状腺低功能症、G-6-P-D 缺乏症、苯酮尿症等特殊疾病者 6. 有心理或营养问题者
学校卫生督导 (SHS)	小学、初中、高中、大学、研究所在学学生之保健工作，由学校护理人员负责管理	1. 龋齿 2. 视力、听力及辨色力异常 3. 肥胖、营养不良、缺铁性贫血 4. 脊柱侧弯 5. 先天性或严重性疾病 6. 传染性疾病

续表 7-2

案别	定义与访视重点	收案条件
营养不良（NMN）	体重超过或低于标准体重 20%或经医师诊断为营养不良者的保健工作： · 评估营养不良之原因 · 计算应得热量 · 依经济能力做营养计划表 · 协助执行营养计划	1. 体重超过标准体重 20% 2. 体重低于标准体重 20% 3. 医生诊断为营养不良者 4. 神经性厌食者
适应不良（MA）	有心理问题或不能与人和睦相处者的保健工作： · 心理健康教育 · 症状、用药、日常生活及社会功能评估 · 心理咨询与转诊服务 · 协助精神疾病的治疗与康复 · 辅导对工作或学业之适应 · 协助安排娱乐休闲 · 情绪支持 · 提供社会资源讯息 · 协助就医或强制就医之安排	有心理问题或不能与人和睦相处者，成人或儿童均属之
老人卫生（GH）	年满 65 岁以上老人个案的保健工作： · 定期家访以提供筛检（体重、血压、尿糖、血糖等）的服务 · 饮食、运动指导，心理支持、规律生活、劳逸结合 · 指导正确家庭用药 · 有异常症状或疾病，协助就医及矫治	以慢性病个案为例： 1. 老人家庭访视发现血压超过 160/95mmHg，尿糖超过 3＋以上，饭后 2 小时血糖超过 250mg/dl 2. 医疗院所转介而来且具有高血压、糖尿病、脑血管意外、类风湿性关节炎、癌症等慢性病患者
传染病（CD）	患传染性疾病个案的保健工作 · 病毒性肝炎个案 · 艾滋病个案 · 结核病个案 · 性病个案 · 猩红热个案	以结核病人案为例： 1. 医疗院所医师诊断为结核病个案且转介 2. 慢性病防治所转介之结核病个案 3. 地段发现可疑患者且经诊断为结核病病人 以性病个案为例：

续表 7-2

案别	定义与访视重点	收案条件
		1. 医疗院所医师诊断为梅毒、淋病或艾滋病且转介者 2. 性病防治所转介之性病个案 3. 特种营业者检查或团体体检时发现而转介者 4. 地段访视追踪接触者且经诊断确有性病
非传染病（NCD）	罹患非传染性疾病之个案，如高血压、糖尿病、脑血管意外、恶性肿瘤、慢性阻塞性肺部疾病等的保健工作	1. 各医疗院所诊断明确转介者 2. 访其他案别时发现且确诊者 3. 团体体检时发现异常者 4. 老年人访视时发现者

四、个案管理人员的职责

护士的职责是指护士在完成各种角色时所需做的工作或任务。个案管理是一种整合个案各项服务的方法。个案管理者的工作范围从个人、家庭、群体到社区，需要所有参与人员协调配合，提供以个案为主的持续性护理。个案管理人员主要职责是提供一个完整的符合生物、心理与社会的治疗计划，通过协调、运用家庭与社会的资源，以协助个案获得整体性的照顾。其工作原则为：

1. 有效应用护理程序来照顾个人、家庭、群体或社区，以促进健康和预防疾病。

2. 运用护理理论来确立个案的问题与需要，协助其解决问题，进而使个案获得独立的健康生活。从个案的健康状况评价护理计划的有效性。

3. 社区护理必须与临床护理相结合，密切地联系，以提供最好的连续性护理服务。

4. 社区护士应有敬业的精神与热情的服务。

5. 社区护士应遵照政府的卫生政策与法令，配合地域性（或该社区）的需要，拟定工作与服务的计划。

6. 社区护士应与其他有关人员工作协调，密切配合，使护理工作顺利进行。

7. 社区护士应认清本身的职责和权限，无医嘱不能给予医疗处置，紧急情况下所执行的治疗措施必须立即告知医生。

8. 社区护士必须尊重个案的宗教信仰及政治思想，勿强加干涉。

9. 社区护士在执行护理工作时，可教育居民利用现有的资源改善自己的生活环境和卫生状况，必要时将个案转介予社会福利机构或其他相关单位。

10. 社区护士应注意保存正确的记录（至少 10 年），作为日后考查、检讨、研究、改进工作、统计资料及法律参考之用。

参与个案管理的人员是个案管理协调者、个案管理服务者、个案管理督导者。这些人员的具体职责如下：

1. 个案管理协调者的职责　（1）确定护理需求内容；（2）安排支援服务的具体人员；（3）协调各服务人员的关系；（4）转介个案。

2. 个案管理服务者的职责　(1)评估及发现个人、家庭、群体和社区的健康问题提供护理服务;(2)促进个人、家庭、群体和社区的健康教育和心理辅导以达到由个体健康到全民健康的目标;(3)及时评估、确立社区护理需要及护理效果并做好访视记录。

3. 个案管理督导者的职责　(1)检查督促各项服务工作的实施;(2)评估个案管理服务的效果;(3)检查个案管理协调是否合适;(4)提升个人及家庭处理健康问题的能力。

第二节　案别管理举例

社区护理工作的内容可分为公共卫生、妇幼卫生、学校卫生、职业卫生、家庭护理、中老年慢性病防治、传染病管理等案别。本节以产后期卫生、慢性非传染性疾病及传染性疾病案例管理做一介绍。

一、产后期卫生健康个案

(一)产后妇女的生理、心理变化

产后的妇女必须面对经怀孕和分娩过程所引发的一系列生理与心理变化。一般将妇女生产之后至生殖器官恢复正常的时期称为产褥期。通常产褥期需6周左右。妇女于分娩后,不仅需要生理的调试,心理方面也会因为孩子的出世、家中成员的增加、新角色的扮演,而做各方面的调整,因此,有人将产后妇女在生理与心理方面的调适期称为产后期。产后保健的目的主要是使产妇的身体能够恢复到孕前的正常状态,调整好产后心理状态,避免产后并发症的发生,学习养育新生儿的方法。

1. 产后期妇女的生理调适　产后期妇女的生殖系统逐渐恢复到怀孕前的大小和功能,称为复旧。整个复旧过程大约需要6个星期,并且在产后3～4天之内是整个复旧过程变化最快的一段时间。产妇产后各生理功能逐渐回复到非妊娠时的状态称生理调适。一般妇女在产后的生理变化可以分为两种,即退行性变化和进行性变化。前者例如子宫和阴道进行的复旧过程,后者则如泌乳的产生。

2. 产后妇女的心理调适　怀孕和分娩是女人一生中的重大改变。产妇需要从妊娠和分娩的不适、疼痛、焦虑中恢复,需要接纳家庭新成员及新家庭这一过程称之为心理调适。产妇经过漫长的十月怀胎与分娩痛苦,接踵而至的是自己身心复原的需求以及呵护新生命的责任。因此,产后期本身就是一种压力情境,产妇必须面对身体的改变、潜意识的内在冲突、为人母所需的情绪重整以及家庭关系的改变、经济来源的需求、支持系统的寻求等。这些压力常会导致产妇精神负担加重,有时甚至无法有效地执行新的角色和功能。

(二)产后家庭访视

产后期是产妇身体与心理恢复的一个关键时期。应进行高品质的护理,也就是尊重每一位产妇,将她们视为一个独立的个体,在护理的过程中经过主观和客观资料的收集与分析,确认产妇在生理、心理、社会以及教育上的需求,作为制订护理计划的依据。因此,产后访视是围生期保健工作的重要措施。一般情况下,产后访视与新生儿访视同时进行。在社区内居住的孕妇不论在家庭分娩还是在医院分娩,均应接受社区护士的访视。

1. 访视的频率和时间　社区护士在产妇产后进行家庭访视一般不少于4次。初次访视宜在产妇出院后3～7天内进行，第2次访视则在产妇分娩后14～16天进行，第26～28天为第3次访视时间，第42天为第4次访视时间。高危产妇或发现异常情况时应酌情增加访视次数。

2. 访视前的准备　访视前，社区护士应通过电话、面谈等形式与产妇家庭建立联系，了解其确切的休养地点、路径及家庭地址，确定访视对象和访视时间。同时，应简要了解产妇的一般状况，为防止交叉感染，应先访视娩出早产儿和正常新生儿的产妇，最后访视有感染性疾病的产妇和新生儿。

3. 访视的内容　社区护士在访视时，应督促产妇进行产褥期的检查和产后复查，并给予产妇必要的产后生活护理保健指导。第一次访视时，进行产后访视检查的重点包括：了解分娩日期、产程、产次、有无分娩异常、有无妊娠并发症；检查子宫收缩情况，恶露的性状，腹部或会阴部伤口的愈合情况；乳房有无肿胀、乳汁分泌情况；测量生命体征，了解产妇的一般情况、精神、睡眠、心理社会状态、饮食和大小便等。督促产妇在产后42天到医院门诊复查全身、盆腔器官及哺乳情况。同时，应检查新生儿皮肤、脐带、体重、睡眠和大小便情况等。

4. 访视后的工作　每次访视结束后，社区护士应将访视情况认真记录在妇女围产保健手册上，详细记录护理建议和已经实施的处理方法，并将围产保健手册交至上级妇女保健部门备案管理。

(三)产后期妇女的卫生保健指导

根据产后期妇女的生理、心理特点和检查、评估的结果，社区护士应有针对性地对产妇进行保健指导。

1. 心理指导　在产后期，社区护士应注意收集有关产妇在疼痛不适、睡眠、饮食、哺喂母乳、情绪和产后卫生教育等方面的需求，尽量满足产妇对休息的需求，保证食物和液体的摄取，促进其与亲友的互动，增强舒适感，协助建立亲子依附关系。

产妇一旦分娩，就与新生儿便形成了母子(女)关系，这种母子(女)关系的形成是往后持续亲子依附过程的一项重要因素。一个新家庭需要在多个方面进行调节，逐渐完成心理、社会的适应，确立家长与孩子的关系及承担母亲角色的责任。家长与孩子的关系是指母亲要接纳新生儿，视其为家庭中的一员，认识及重视其作为家庭中一员的特殊需要，同时要适应从夫妇两人生活方式到加上孩子的三人生活方式。亲子依附关系的建立有助于缓解产妇的心理压力，促进其身心的康复。同时，也要促进父亲与孩子亲子依附关系的建立。

2. 产后护理及保健指导

(1)休养环境和个人卫生：产妇的休养环境应安静、整洁，以室温20℃～22℃为宜，光线适宜，保持室内空气清新，冬天预防感冒，夏天防止中暑。产妇要注意个人卫生，坚持每日用温水漱口、刷牙、洗脚、擦浴。注意外阴部的清洁卫生，每日清洗(产后4周内禁止盆浴)，勤换内衣，使用消毒会阴垫，注意经常更换，保持会阴部清洁，预防感染。如伤口肿胀疼痛，可用75%乙醇或50%硫酸镁纱布湿敷；也可用1∶5 000的高锰酸钾溶液坐浴。

(2)合理的饮食与营养：产后的营养指导应该考虑到产妇平日的饮食习惯、产妇对自己体重和身材的期望以及其营养的需求。一般而言，哺喂母乳的产妇摄取的食量比不哺喂母乳的产妇多，而不哺喂母乳的产妇摄取食物的量应该与怀孕前的情形一样，除非自己的体重是属于过轻或过重者，才需要增加或减少食物的摄取量。社区护士应该协助产妇获取适当的、均衡的饮食，进食高蛋白、高能量、易消化的食物，保证足够的热量，饮食荤素搭配，多吃水果、豆制品及其他含微量元素丰富的海产品，以促进其身体的健康和身材的恢复。产后贫血者应适当增补维生素和富含铁剂的食物。

(3)适宜活动：产后初期，产妇为了尽快恢复体力，应该逐渐开始每日的活动，只要生命体征平稳，便可以依照其体力状况下床活动。经阴道自然分娩的产妇，应于产后 6～12 小时内起床稍微活动，于 24 小时后可在室内随意走动。行会阴侧切或剖腹产的产妇，可推迟至产后第 2 日起床活动。

(4)产后运动：适度的运动是产后不可缺少的一环，社区护士应给予产妇适当的指导，因为运动可以使身体各部位放松，减少疲倦，恢复体力。产后运动有助于增强腹肌张力、恢复身材、促进子宫复旧、促进骨盆底肌肉收缩和复旧；促进血液循环，预防血栓性静脉炎；促进肠蠕动，增进食欲及预防便秘。

产后运动一般在产后第 2 日开始，应该注意由简便的项目开始，根据个人耐受程度逐渐增加运动量，避免过于劳累。有出血或不适感时，应立即停止运动。对于剖腹产妇女可先进行促进血液循环的运动项目，例如深呼吸，其他项目等到伤口愈合后再逐渐进行。

(5)性生活指导：产后夫妇的性生活会因为产后生理、心理的变化和角色的改变而深受影响，尤其性欲和性反应也会因为孩子的降临而产生变化。一般情况下，医护人员应指导在产妇分娩 6 周后再进行性生活，这是因为产后会阴部的愈合大约需要 6 周的时间，而且产妇在这段时间比较容易受到感染。哺乳期虽无月经，但仍要坚持避孕，以使用阴茎套为好。

3. 乳房护理和喂养指导

(1)母乳喂养的优点：母乳是婴儿最好的天然食品，含有丰富的营养成分和热量，易于消化、吸收，温度适宜、新鲜、清洁、经济、方便。泌乳量随小儿的生长而增加，乳汁成分中蛋白质、脂肪、糖类的比例也随着婴儿的生长发育而出现自然的同步调整。母乳喂养有利于提高婴儿的免疫力，减少疾病的发生。母乳喂养还可以增进母子间的情感交流，有利于婴儿心理的健康发展。

(2)母乳喂养的方法及注意事项：教育产妇保持情绪稳定、心情愉快，树立哺乳信心。哺乳前洗手，用清洁湿热毛巾擦洗乳头，同时对乳房进行按摩，刺激泌乳反射，使新生儿吃到充足的乳汁。开始哺乳时产妇可取半卧位，数天后采取坐位，母亲和婴儿的体位舒适，脸与脸相对，胸贴胸，腹贴腹，婴儿的下颌贴母亲的乳房。母亲一手抱住婴儿，另一只手托住乳房，拇指置于乳晕上方。开始哺乳前，用乳头刺激婴儿面颊部，当婴儿张大口的一瞬间，将乳头及部分乳晕送人婴儿口内。母乳喂养的次数可不固定，应按婴儿的需要哺乳，多少不限，中间不需加喂牛乳或水。一般哺喂时间不超过 20 分钟。产后初期，乳汁分泌量较少，每次应让婴儿吸完一侧乳房内的乳汁后再吸另一侧，乳量就会逐渐增多。乳汁量较多时，注意交替哺喂。哺乳过程中应注意保持婴儿呼吸道的通畅，避免发生窒息。注意对乳头的保护。哺喂完毕或中止哺喂时，不应在婴儿吸吮过程中拉出乳头，避免口腔中的负压造成乳头的皮肤受损，使局部疼痛。哺乳后抱起婴儿，轻拍背部 1 分钟，排除胃内残留空气，以防溢奶或吐奶。如乳头发生凹陷、损伤或出现乳房肿胀、硬块等情况，应及时指导产妇按摩，一旦发生乳腺炎则应动员产妇到医院就医。社区护士还应指导产妇戴合适且有支托的胸罩，以支撑乳房，减轻乳房充盈时的沉重感。

一般情况下，妇女乳头可以暴露在空气中让其自然干燥，不要用肥皂去清洗或洒痱子粉，以免造成乳头干裂。另外，产妇服用的许多药物或物质都会通过乳汁进入婴儿体内，因此，哺乳的产妇在服用任何药物之前，必须事先咨询医护人员，以确定不会对婴儿造成伤害。

(3)人工喂养方法的指导：患有慢性消耗性疾病如慢性肾炎、糖尿病、肿瘤等及传染病、精神病的产妇不宜哺乳，以免危害婴儿的健康。此时应给予人工喂养。

4. 新生儿保健指导　从出生到满月为新生儿期。新生儿期是一个特殊时期，新生儿各个脏器的生理功能尚不完善，对外界环境的适应性差，抵抗力弱，易发生体温上升、体重下降，易患由于父母遗传所致疾病、宫内感染、产伤、出血、窒息及产后护理不当引起的感染和其他疾病，所以新生儿的保健尤其重要。

新生儿保健的目的在于协助其身体、心理、智慧和交往能力等均衡发展且符合正常标准。其具体内容有：

(1)定期健康检查，早期发现问题予以早期矫治。

(2)接受各种预防接种，以防止传染病的发生。

(3)教产妇学会哺育及营养知识，使孩子获得生长发育所必需的充足营养。

(4)新生儿沐浴的指导：新生儿每天都需要洗澡，其目的在于清洁皮肤，增加身体的舒适感，预防感染(臀部的清洗可以预防尿布疹，洗完澡后的脐带护理可以预防脐带感染)，促使新生儿有自由活动的机会，同时可以为婴儿做全身一般状况的评估，促进亲子间互动。

(5)脐带护理：将固定在肚脐上的旧纱布拿掉，观察肚脐是否有潮湿、臭味、出血、发红等感染征象；然后再用小棉签沾碘伏，由婴儿肚脐的根部以环形的方式向外涂抹，直径约 5cm 大小；再用另一条沾 75%乙醇的小棉签，以同样的方式涂抹，促进肚脐干燥；再用纱布覆盖，贴上纸胶，包好尿布，穿上衣服，将婴儿包裹起来。

二、慢性非传染性疾病的控制个案

美国慢性病委员会于 1956 年指出，慢性病是使病人身体结构及功能出现病理改变，无法彻底治愈，需要长期的治疗及护理，需要特殊康复训练的疾病。慢性病具有一个或多个特征，是永久性的、会造成残障、有不可逆的病理变化、视情况需要特殊的复健和需要长期的照护的疾病。慢性病一般起病缓慢，潜伏期长，病程迁延。在我国常见慢性疾病主要有心、脑血管疾病，恶性肿瘤，糖尿病和慢性阻塞性肺部疾患等。

(一)慢性病的分类

慢性疾病对病人身体、心理、职业、角色、社交及家庭的日常生活、经济、心理等都产生巨大的影响。从此角度出发，罗兰(Rolland，1987 年)将慢性疾病从 4 个层面来加以分类：

1. 发病的形态　指发病时呈现急发性或渐发性的症状。急发性是指经过较长时间的潜伏、生理改变或病理变化后，突然出现相应的临床表现，如中风和心肌梗死之临床症状突然呈现是属急发性；渐发性是指在出现病理改变后，逐渐出现相应的临床表现，如风湿性关节炎属渐发性，其临床症状出现后会经过一段时间才能确定诊断。

急发性慢性疾病对病人及其家庭造成的压力较渐发性慢性疾病大，因其需在短时间内做很多问题的必要调适，包括家庭结构、个人角色和情绪等；渐发性慢性疾病则有较多的时间让病人和其家庭调适。

2.疾病病程 慢性疾病依病程可分为4期：

(1)发病期:发病原因受机体本身的因素、致病因素及诱发因素的影响,发病初期症状和体征不明显,常在常规检查时发现,或在某些疾病反复迁延并逐渐加重,个案不能忍受而就医时得到证实。

(2)进展期:当疾病在进行期时,症状持续进行性加重,而家庭成员需要不断地调适。

(3)稳定期:身体状况稳定的一段时间,慢性疾病于此阶段有明显的功能缺陷,如瘫痪或认知障碍,而导致身体承受压力的能力减少或活动受限。病人经过一段时间的治疗和护理后,症状和体征得到控制,疾病处于缓解、相对静止的状态。

(4)复发期:慢性疾病经过一段稳定期之后骤发或恶化,给病人的身体、心理、精神带来很大的伤害,甚至危及病人的生命。

3.结果 有些慢性疾病为进行性和具致命性的,有些慢性疾病则不至于威胁生命,亦可能介于此两者之间而较难预料后果。所有的慢性病几乎都会对病人心理上造成或多或少的失落感;病人会失去对自己身体的控制,担心自己无法存活;家属担心自己会成为孤独的存活者;病人与家属彼此担心即将分离而哀伤。根据慢性病对人产生的结果不同,可将慢性病分为:

(1)致命性慢性疾病:包括艾滋病、癌症、囊性纤维化病等。

(2)可能威胁生命的慢性疾病:如肺气肿、高血压、糖尿病、脑出血、慢性肾衰竭等。

(3)非致命性慢性疾病:包括帕金森病、风湿性及类风湿性关节炎、慢性支气管炎、青光眼、烧伤后遗症等疾病。

4.疾病造成的损伤 不同疾病会造成不等程度的损伤,如老年性痴呆和中风病人会有记忆、判断、语言等认知方面的障碍;中风、多发性硬化和帕金森病会导致运动障碍;失明和耳聋引发感觉障碍;还有一些疾病如麻风病和严重烧烫伤造成外型的改变,可能影响正常的社交活动。

(二)慢性病的危险因子

1.心脑血管疾病 有心脏血管疾病的家庭史、糖尿病、高血脂、高胆固醇、高血压、抽烟和生活紧张且无规则的、适当的运动等。

2.肺癌 与抽烟或职业上与石棉等的接触以及空气污染有关。

3.乳癌 与遗传基因、暴露于放射线、病毒、妇女高龄初产、早期初经和晚期停经、不孕有关。

4.子宫癌 与糖尿病、肥胖和多产有关。

5.子宫颈癌 多发生于性生活过早、性对象复杂者。

6.膀胱癌 与抽烟和有机染料的接触有关。

7.糖尿病 与年龄、遗传、肥胖、压力、饮食和内分泌失调有关。

8.慢性呼吸系统疾病 与抽烟、空气污染及职业上粉尘、烟雾等的接触有关。

9.关节炎 与创伤、感染和肥胖有关。

10.智能发育障碍 与胎儿期感染、中毒、创伤、营养不良、染色体异常、早产及先天性的代谢异常有关。

（三）引起慢性病的原因

慢性病的种类很多，发生的原因也相当复杂，有些疾病至今仍不明其原因。已知的引起慢性病的原因一般为下列几种：

1. 饮食

(1)胆固醇：当体内胆固醇的含量超过身体的需要量时，过量的胆固醇会与中性脂肪在血管壁沉积，在血管内膜形成类似浓粥的黏液状态而使血管壁变厚，血管腔随着内膜增厚而变窄，使血液流动受阻，此现象称为“粥状硬化”。当组织因血液无法流通就可引起局部坏死，如发生于心脏时称“心肌梗死”，出现于脑部时称为“脑栓死”。

(2)中性脂肪：饮酒过量、喜甜食的人，血中的中性脂肪会较高，而转变为皮下脂肪使体重增加，并与胆固醇一起沉积于血管壁上，促使动脉硬化。

(3)食盐：食盐中的钠离子在体内贮积时，会促进血管的紧张与收缩，升高血压；钠离子还能聚集水分，造成浮肿，使血压上升；血管不断呈现紧张状态，末梢动脉管壁的阻力增加，聚集的水分增加了循环血液量，结果更促使血压增高。

(4)刺激性的食物：咖啡和茶中含有咖啡因，会刺激交感神经，使血液中的游离脂肪酸增多，而引起中性脂肪增多，造成动脉硬化。香烟中的尼古丁除了与咖啡因一样，会刺激交感神经，使血液中的游离脂肪酸增加造成动脉硬化外，尼古丁还会直接对心脏发生作用，促使血压上升、脉搏加速。酒会促使中性脂肪的合成，除引起动脉硬化外，中性脂肪还会大量沉积于肝脏中，降低肝功能，甚至形成肝硬化。

(5)其他：如食入含黄曲霉素之食品，会引起肝中毒及肝癌。因此生活中应避免食用发霉食品。

2. 运动　运动可以增进血液循环，加强肺部之功能，使体内氧气供应充足，促进新陈代谢；强壮心肌，增加心脏功能，并维护各种器官的健康；燃烧脂肪，减除超过的体重，降低体内胆固醇的含量；以及能放松紧张的情绪。

居住城市的人，活动范围小，运动量不足，容易发胖并促使胆固醇、中性脂肪沉积，以致动脉硬化。因此，要降低胆固醇之含量，除了须控制热量的摄取外，定期适量的运动亦是预防方法之一。

3. 家庭因素　乳癌病人的一级血亲罹患乳癌的机会比一般人高出5倍。如果一位妇女若在停经前两边乳房皆罹患乳腺癌，则其女儿及姐妹得乳癌的机会就有50%。糖尿病病人的家属，罹患此病的机会比一般人高出5倍以上。大肠多发性息肉也具有家族性。其他如原发性的高血压、精神分裂症、消化性溃疡、动脉硬化性心脏病等，也往往有家族倾向，可能与遗传因素或家庭有共同的饮食习惯有关。

4. 年龄　慢性病虽然可以发生于任何年龄，但发生的比率与年龄成正比，如年龄愈大则得糖尿病、关节炎的机会愈大。

5. 环境　精神环境不良会引发紧张、恐惧、失眠甚至精神失常。长期处于精神压力下，会使血压升高、心跳加快、血中胆固醇增加。环境因素如土地、空气、阳光和水、空气污染与癌症或肺部疾病有关。

（四）慢性病的防治

慢性病病人的治疗及康复是一个长期的过程，病人一般在社区或家庭接受治疗和护理。

为了保证护理服务质量和服务活动的有效性，可建立慢性病人社区服务中心。中心由医生、护士、营养师、职业治疗师、理疗师、心理学家及社会工作者等共同组成，满足病人的需要。因此，慢性病的防治需依赖各种相关的专业人员合作，才能达到个案及社区整体性的健康服务。

诺特(Knott，1962 年)曾指出，一个社区建立慢性病防治应涵盖 5 个层次：①保持健康；②预防疾病和伤害；③尽可能早期诊断，早期治疗；④限制残障的形成，保持正常功能；⑤复健工作，恢复病人最大的独立生活能力。完整的慢性病防治步骤应包含：

1. 研究　慢性病的发生原因有些尚不清楚，需通过研究，从各类慢性病之发生率、死亡率的统计及环境中可能造成慢性病之危害因素的资料中，去探讨慢性病的病因、诊断方法、治疗方法、治疗效果及康复训练等相关知识，以作为慢性病防治之依据。

2. 筛检发现个案　慢性病的防治以发现个案最为重要。要早期发现个案，可采取健康检查及筛检的方法。健康检查的项目较多、花费较多；筛检的检查项目较为单纯、较省时、花费较少，是筛查民众疾病的好方法。筛检可由专业人员执行，也可由民众自行操作。筛检并不是诊断，而是借以发现那些需要更进一步检查的对象。通过筛检可以帮助社区居民早期发现、早期诊断、早期治疗各种慢性病。筛检的方法包括定期健康检查、高危人群重点项目检查等。

3. 追踪个案的检查与治疗疾病　在慢性病防治中，追踪个案进一步检查与治疗的情形是非常重要的，因为：

(1)经健康检查或筛检发现有问题的案主、有病感的案主可能会接受进一步检查；但许多无症状的、不知疾病严重性的案主，会不认为需要进一步检查。

(2)经检查后，许多确定患病的案主，因为心理障碍或不知慢性病早期治疗的重要性，或因为其他原因而不愿意接受治疗。

(3)已接受治疗的个案，常会因一些原因而中断治疗。如缺乏耐心或失去信心；不能忍受慢性病治疗所伴随的痛苦；对慢性病缺乏正确的认识；无法面对现实；经济困难。

4. 复健　慢性病病人的复健应和其他活动同时进行，这样可以避免其因长期卧床或功能减退而使残障加重，且可减少因残障所造成心理、社会的问题。复健应包含两种意义：一是帮助病人恢复独立生活的能力，使其能部分独立或至少能照料自己基本的需要，以减少家属的负担；甚至于有部分人可回到工作岗位，只是需要减少工作时数或改变工作方式；其他少部分人可以依其工作能力引导从事更合适的新工作。复健的另一个意义是心理上的复健，例如一位妇女乳房切除或子宫切除，若缺少心理上的准备，于手术后认为自己不再是完整的女人，而造成婚姻生活的障碍，便需要靠完整的复健给予协助解决。

慢性病病人的复健工作应该要考虑几个原则：

(1)各种不同的疾病与不同程度的残障者，都可以是复健的对象。

(2)复健工作需要以病人及其家庭为中心，不能完全依赖复健人员，病人与家属应学会有关复健的技术，才能在家持续不断地进行复健。

(3)早期开始复健，才能及早预防畸形或残障的发生。

(4)复健工作人员应有正确的专业知识与技术，才能有效地辅导及协助病人。

(5)各类专业人员应相互配合，由不同的角度合作协助，发挥团队精神，以达成复健目标。

5.健康教育　许多人对慢性病的知识非常缺乏，且存有许多误解或迷信思想，故常成为郎中及骗子的牺牲品。因此，要通过健康教育使群众了解疾病的知识，包括可能的病因、治疗的过程或原理、预后及定期追踪检查计划。对于健康的人，应通过健康教育使其认识预防慢性病的重要性，促其健康地生活；对于病人，医院与社区护士应共同合作，透过健康教育，来促其认识疾病治疗的重要性，并能早期接受治疗。

一般具体的健康教育重点有：

(1)强调健康生活形态对健康的重要性。

(2)强调每日摄取均衡饮食。

(3)鼓励每日做适当的运动。

(4)强调定期做健康检查。

(5)加强广大群众对慢性疾病的认识。

(6)对已罹患慢性病者，强调正规医疗的重要性、不治疗及自行中断治疗的危险性。

6.监护性照护　有些慢性病病人没有家人或适当的人照顾，或因贫穷一直无法治愈疾病，或因年龄太大无法工作者，这些人需要卫生及社会团体、民间慈善机构的照顾；对于临终病人需要协助以度过余生，减除不必要的痛苦和不适，给予社会心理方面的支持，让他们能安逸而庄严地接受死亡。

(五)慢性病个案管理

1.个案来源

(1)门诊检查发现。

(2)各医疗院(所)转介。

(3)访视其他案别时发现。

(4)团体体检时发现，如卫生单位在公共场所提供的测量血压、尿糖或血糖之服务时发现。

(5)老人之例行访视而得。

2.访视次数　视疾病种类及病情而定。通常以1个月访视1次为原则。在接到转介单后，宜1周内访视病人。总之，各案别都有其常规访视次数，但在遇到个案有突发情况或病情不稳定或刚出院时，宜加强管理访视。社区护士于初步评估后，应立即或1周内做家庭访视，尔后再视情况调整访视次数。

三、传染病控制个案

(一)概念

传染病是由致病微生物或寄生虫引起的具有传染性的疾病，是一组常见病、多发病，常可迅速传播造成流行，而导致许多人在相同的时间内患病或受到死亡威胁。其一旦发生流行，对个人、家庭、社区及国家有严重危害，不仅可以造成经济上的巨大损失，还可造成无法估计的国民心理恐慌、国家竞争力和生存力的耗损。因此，传染病的社区预防是卫生战线上的一项重要任务，社区护士在其中充当着重要的角色。传染病传播流行必须具备三个环节：

1.传染源　指体内有病原体生存、繁殖并能将病原体排出体外的人，或能排出病原体传染给人的动物。简而言之即受感染的人或动物。

2. 传播途径 病原体从传染源排出后，侵入易感者所经历的途径称为传播途径，主要有空气传播、水传播、食物传播、接触传播、虫媒传播及土壤传播等。

3. 易感人群 是指人群对某种传染病缺乏免疫，容易受传染的人群。人群的易感性取决于人群中每一个人的免疫状态。人群中易感者的多少对传染病的发生和流行有很大影响。

（二）传染病的分类

1. 临床分类

（1）根据发病性质和病程经过分类：可分为急性、亚急性和慢性传染病。

（2）根据临床表现特点分类：可分为典型（又称普通型）传染病和不典型传染病。

（3）根据受感染器官分类：可分为呼吸道传染病、消化道传染病、皮肤粘膜传染病等。

2. 病原学分类

（1）病毒性传染病：如病毒性肝炎、脊髓灰质炎、流行性感冒、狂犬病、艾滋病等。

（2）立克次体传染病：如斑疹伤寒、恙虫病、战壕热等。

（3）细菌性传染病：如霍乱、鼠疫、淋病、炭疽、白喉、猩红热等。

（4）螺旋体传染病：如钩端螺旋体病、回归热等。

（5）原虫病：如阴道滴虫病、阿米巴痢疾、疟疾等。

（6）寄生虫病：如蛔虫病、蛲虫病、血吸虫病、绦虫病等。

（7）霉菌病：如念珠菌病、头癣、香港脚等。

3. 立法分类 立法分类包括国际与国内分类。

（1）国际法定传染病：根据联合国世界卫生组织（WHO）的规定，霍乱、鼠疫、黄热病等3种病为国际法定传染病，任何一个联合国成员国如果发生此类疾病，必须迅速向世界卫生组织总署报告。

（2）国内法定传染病：根据1989年9月1日实施的《中华人民共和国传染病防治法》中规定传染病分甲、乙、丙三类共35种。

甲类传染病：鼠疫、霍乱。

乙类传染病：病毒性肝炎、细菌性痢疾和阿米巴痢疾、伤寒、副伤寒、艾滋病、淋病、梅毒、脊髓灰质炎、麻疹、百日咳、白喉、流行性脑脊髓膜炎、猩红热、流行性出血热、狂犬病、钩端螺旋体病、布鲁菌病、炭疽、流行性和地方性斑疹伤寒、流行性乙型脑炎、黑热病、疟疾、登革热、肺结核。

丙类：血吸虫病、丝虫病、包虫病、麻风病、流行性感冒、流行性腮腺炎、风疹、新生儿破伤风、急性出血性结膜炎、感染性腹泻（除外霍乱、痢疾、伤寒和副伤寒）。

（三）传染病防治的一般原则

传染源、传播途径和易患人群是传染病传播流行的3个基本环节，只要消除了其中任何一个环节的作用就可以预防或终止传染病的发生或流行，所以传染病防治的基本原则就是要做好控制传染源、切断传播途径和保护易患人群的各项工作。

1. 控制传染源 因为传染源不仅仅只是病人，还包括了病原携带者和受感染的动物，故在防治工作中应针对不同的传染源采取不同的方式，做到早发现、早诊断、早报告、早隔离、早治疗。发现甲类传染病，在城镇应6小时内、农村应12小时内报告；发现乙类和丙类传染病在城镇应 12 小时内、农村应 24 小时内报告。同时采取相应的预防措施，如对接触者进行医学观察、留验，对病原携带者要重点发现和管理。

（1）消灭传染源和病原体：对病人或携带者应给予彻底治疗，以消除体内的病原体。在动物传染源中如属于具有较高经济价值或国家保护类动物的也应给予彻底治疗，而一般的动物则应通过捕杀以及销毁来消灭其所带的病原体。另外，受传染源病原体污染的日常用具和环境则应通过物理或化学消毒来杀灭病原体。

（2）降低传染源的传染能力：最主要的方法就是及时隔离传染源，限制其活动范围。隔离的方式应因时、因地、因病而定，待其症状消失或临床最长潜伏期过后再进行 2～3 次病原学检查，结果均为阴性时方可解除隔离。

2. 切断传播途径　病原体从传染源排出，经过一定的方式再传给其他易患者而造成传播。要控制传播，则要根据不同的传播途径，制定不同的、有效的切断措施。传染病的传播途径见表 7-3。

表 7-3　传染病的传播途径

	传染类别	侵入方法	传染源	传染病
直接传播	飞沫传染（打喷嚏或咳嗽）	经由宿主的眼结膜及口鼻粘膜	泪液、口水、鼻涕或痰	麻疹、腮腺炎、风疹、肺结核、猩红热、带状疱疹、水痘、流行性感冒
	直接传染	宿主和病人直接接触后被传染	皮肤、黏膜、生殖器	艾滋病、梅毒、淋病、新生儿眼淋病、眼角结膜炎
	胎盘感染 垂直感染	经由胎盘传染给胎儿胎	胎盘、生产时的出血	先天性梅毒、乙型肝炎、AIDS、单纯性带状疱疹
间接传播	空气传染	吸入空气中含有病原体的尘埃	口水、鼻涕或痰	流行性感冒、肺结核、猩红热、白喉
	媒介物传染	经由污染的东西，如水、食物、针筒、餐具手帕等传入体内	饮水、食物	霍乱、伤寒、副伤寒、肝炎、小儿麻痹、食物中毒
			物品	消化系统传染病、沙眼
	病媒传染	鼠类、昆虫类（虱、蚤、蚊）将病原体传入人体	机械性病媒：虫媒本身不感染，携带病原体给宿主	伤寒、副伤寒、小儿麻痹、霍乱
			生物性病媒：病原体在感染动物体内繁殖后借由病媒叮咬传播给宿主	疟疾、日本脑炎、斑疹、出血热

（1）加强健康教育，提高自我保健水平：健康教育能提高社区群众对传染病的认识，培养良好的个人卫生及生活习惯，做到在平时就能经常性地自觉采取预防感染和保护自我的措

施。如注意饮食、饮水卫生，避免与他人共用洗漱用具（牙刷、毛巾、浴巾等），注意洗手，一些共用的卫生设施（抽水马桶、浴盆等）应做到用后即清洗消毒等。

(2)消灭病原体的传播媒介：这对于许多虫媒传染病来说，往往是最有效的切断传播途径的方式。它主要是通过采用物理、化学和生物防治方法杀灭蚊、蝇、蟑螂、臭虫、跳蚤等传播疾病的媒介昆虫，如消毒蚊蝇孳生地；利用拍打、捕杀、火烧、煮沸、干热等方式杀虫；配制化学杀虫剂杀虫；搞好大便和垃圾无害化处理；利用病原体媒介昆虫的天敌灭虫等。

(3)改善环境卫生，加强消毒隔离：努力开展爱国卫生运动，人人动手，改善和美化环境，包括有计划地改造和建设城乡公共卫生设施；植树造林，扩大绿地面积，创造良好的生活居住环境；改善用水条件，实行饮水消毒。加强饮食卫生管理，严格执行《中华人民共和国食品卫生法》；托幼机构和中小学建立健全措施并严格执行预防传染病传播的卫生保健制度等。

在传染病流行期间必须做好预防性消毒和疫源地消毒。预防性消毒是指在未发现明显的传染源时，对可能受到病原体污染的场所、物品和人体等所进行的消毒，如饮水消毒、空气消毒、乳品消毒等；疫源地消毒则是对现有或曾有传染源的疫源地进行的消毒，又可分为随时消毒和终末消毒：随时消毒是指对传染源的分泌物、呕吐物、排泄物以及被污染的物品和场所随时采取的消毒措施；终末消毒是指传染源已离开疫源地或已死亡，对原住室及用品所进行的一次性彻底消毒。

3. 保护易感人群　人群对传染病的易患程度，除了受疾病自身的种类、特性以及病原体致病毒力大小的影响外，在很大程度上还取决于整个人群的健康水平和人群中易感者（即缺少免疫能力的个体）的多少，而保护易感人群主要在于提高人群的健康水平和增强人们对疾病的免疫能力。

(1)提高人群的健康水平：可通过加强体育锻炼，开展全民健身运动，改善人们的学习、工作、生活、居住条件和饮食结构，加强营养等一般性措施，提高人群的健康水平，从而增强人们对传染病的自然抵抗能力。

(2)预防接种：预防接种的目的是使人体产生特异性免疫力，减少人群中易患者的数量，提高人群免疫水平，阻断传染病的传播。在我国，预防接种已实行计划免疫，按免疫性质不同，预防接种分为人工自动免疫、人工被动免疫和被动自动免疫三类。

①人工自动免疫：用病原微生物或其毒素制成的生物制品（有活菌疫苗、死菌疫苗、类毒素等）给人接种，使人体主动地产生免疫，达到预防某种传染病的目的。接种后人体免疫力可在 1～4 周出现，维持数月至数年。

②人工被动免疫：是用含有特殊性抗体的免疫血清给人注射，以提高人体免疫力。免疫血清注射后，免疫立即出现，仅维持 2～3 周。人工免疫主要用于某些传染病接触后的应急预防。生物制品有抗毒血清、人类丙种球蛋白、胎盘球蛋白等。

③被动自动免疫：主要用于疫情发生时婴幼儿及体弱接触者的一种免疫方法。如在注射白喉或破伤风抗毒素的同时也注射白喉或破伤风类毒素，使机体在迅速获得保护的同时也能产生较持久的免疫力。

(四)传染病的社区护理

当社区人群中发生了国家法定传染病病例时，除了及时采取隔离、消毒措施和填写疫情报告卡上报有关部门外，社区护士的另一主要职责就是尽快地和定期地对病人进行社区护理，这其中包括了对病人提供的医疗服务和适用于传染病病人的访视管理，以下主要讨论如何实施访视管理。

1. 访视管理的时间　当社区地段负责护士在接到疫情报告后的24小时内应进行首次家访，其后还需要进行复访。复访的时间期应根据疾病的不同（如传播途径、潜伏性大小，预后等等）另行决定；一般第一次复访的间隔时间为3～10天，主要进一步确诊和观察他人的继发情况。第二次复访一般距发病时间40天左右。主要观察病人的恢复或转为慢性的情况，对一些病程短或不可能转为慢性的传染病病人可不做第二次复访。对于已转为慢性的病人，每年至少还应该访视1～2次。

2. 访视内容和要求

(1)初访

①明确诊断：要进一步了解临床表现及各种检查化验结果，了解临床分型诊断的参考依据等，并填写传染病的“诊断依据卡”。

②调查传染来源，判断疫情：主要了解病人在该传染病的最长潜伏期这段时间的生活接触史，例如何时到过何地，是否接触过这种传染病病人及接触方式；有无接受过手术治疗，是否输血及输入血制品，是否进行过注射、针灸，是否吃过被污染或被病人触摸过的食品，食品是否卫生等等，调查病人以及接触方式，判断是否存在造成此病进一步扩散的各种危险因素；观察病人生活居住环境或工作环境的卫生状况及个人卫生习惯等。

③采取行之有效的防疫措施：根据传染病传播流行的3个基本环节，并依据不同传染病的传播特性，检查对每个环节应采取的必要措施的落实情况（如隔离和消毒的措施，对其他人的预防性保护措施等），并将这些措施以口头或示教的方法教给家属，使之认真落实，持之以恒，以达到治愈病人、控制疾病传播流行的目的。必要时应对与病人交往比较密切的人采取预防性免疫接种。

④加强身心护理，促进康复：除了遵照医嘱实行必要的药物治疗外，还必须采取积极措施，促使病人体力和精神方面的尽快恢复，例如在休息方面，急性期病人应尽量卧床休息，减少体力消耗；病毒性传染病病人不应怀孕；饮食方面，传染病病人在急性卧床期间应保持适当的营养，避免高糖、高脂肪饮食，多补充维生素和各种无机盐，多饮水，食物清淡可口、易消化，以维持病人机体的水、电解质平衡和酸碱平衡；加强心理护理，减轻病人的情绪紧张和压力，使其能正确认识和对待疾病，提高战胜疾病的信心。

⑤做好疫情访视记录：应仔细填写“传染病访视表”，以备分析、总结使用。

(2)复访：复访的内容和要求主要包括：

①了解病人病情的发展或痊愈情况，进一步确诊或对原诊断提出修正(即做出订正报告)。

②了解病人周围的继发情况，并对继发病人立案管理。

③了解防疫措施具体落实情况，并进一步开展健康教育。

④给患者提供恢复期的饮食、锻炼和功能康复性指导。

⑤填写“传染病复访记录”。

⑥对于转为慢性或迁延型疾病的病人分析原因，并制订今后的治疗和防疫计划。

⑦患者痊愈或死亡即结束本案的管理。

（陈　莉）

第八章　社区护理管理

第一节　社区护理管理的概念

所谓管理，就是设计和维持一种环境，使集体工作的人们能够有效地完成既定目标的过程。

社区护理管理就是运用管理原理和原则，研究社区护理工作中的特点和规律，通过对社区护理工作的计划、组织、协调和控制，达到控制社区护理系统、激发社区护士及优化社区护理效应三方面的统一，从而确保社区护理质量的过程。

社区护理管理涉及的学科多、内容大、范围广，是一项系统工程。它主要包括组织管理、人员管理、业务管理、质量管理、物资管理、经济管理、信息管理和科研教学管理等。

社区护理管理的职能作用主要体现在四个方面：①预测和计划，即在社区评估及社区护理资源评估的基础上，分析发展趋势，制订工作计划；②组织和指挥，即将社区护理各要素、各环节有效地组织起来，保证社区护理工作的正常运行；③监督和控制，即制定一系列的社区护理管理的规章制度，并对社区护理质量进行监督、监测和检查；④开拓和创新，即不断挖掘社区护理资源的潜力，根据社区居民的要求，开拓社区护理服务的新技术和新项目，逐步完善和发展社区护理学科体系。由此可见，社区护理管理是确保社区护理质量的关键，是社区护理蓬勃发展的重要基础。

第二节　社区护理组织管理

一、组织管理的要点

1. 人员　是指社区卫生服务中心的护理人员，应具备社区护士的资格认证。社区护理人员编制应根据上级要求及辖区居民人数按比例配备。目前，我国按 2 000～4 000 服务人口配备 1 名全科医生，最低人员配备要求全科医生与护士及预防保健人员人数之比不低于 1∶2。社区卫生服务中心(站)应根据规模、服务范围和工作量设总护士长或护士长，负责中心(站)内部及社区的护理管理工作。

2. 物资　是指社区医疗卫生的设施、设备、材料、仪器、药品、能源和自然资料等。

3. 任务　包括近、远期任务，常规及特殊任务(社区卫生服务中心或家庭护理任务)，如医疗任务、护理任务、教学任务等。

4. 经费　是指护理业务收入等。应合理分配和使用经费，形成较为完善的社区卫生服务经费补偿机制，进行社区卫生服务成本核算，强化经营管理，取得良好效果。

5. 信息　是指医疗、护理及管理等方面的信息。信息贯穿于社区护理管理的全过程，是社区护理科学化和现代化管理的基础。由于信息的不断反馈，使整个社区护理管理周而复始，连续不断地前进。社区护理信息管理也可以理解为通过制定完善的信息管理制度，采用现代化信息技术，保证信息周转过程的高效运转，使社区护理管理信息系统成为紧密联系、高度协调、相互配合的有机的整体活动。

二、组织管理的原则

进行组织管理，要做到组织化，使组织成为强有力的有机整体，要遵循组织管理基本规律，其主要原则有：

1. 专业分工原则　多数人为一个目的协调工作，就需要分工。专业分工可以提高工作效率和质量，如公共卫生护理与家庭护理工作，应做到既有分工又有合作。专业化的集体可以超过个人能力的界限。

2. 统一指挥原则　组织理论强调，每个工作人员只能接受一个上级的指令，并能和这个上级联系，不能接受一个以上的指令。

3. 层次的原则　凡是组织都有层次结构，组织越大往往层次越多。层次是从上级到下级责任者的系列。指令和命令必须通过组织层次逐层下达，下级的报告也要逐层上报。

4. 职权与权限一致的原则　既要明确规定每一管理层次应负的管理责任，又要给予完成这一职责所不可缺少的管理权限。职责与权限必须协调一致。有权无职会助长瞎指挥，有职无权会束缚管理者的积极性、主动性的发挥。

5. 能级的原则　每一级工作人员的能力都应该和他担任的职务相称。每个管理层次都应具有不同职能，才能形成稳定的管理层次结构。

三、组织结构

目前，我国社区护理服务设于社区卫生服务中心或社区卫生服务站内，社区卫生服务中心或社区卫生服务站均依托医疗机构。社区卫生服务中心或社区卫生服务站主要由全科医生、社区护士及其他卫生服务人员组成。目前我国社区护士大多由医院的专科护士转变而来，服从于社区卫生服务中心(站)的领导。其组织结构一般可分为以下 3 个层面。

医院或社区卫生服务中心(相关医疗机构的护理部)

↓

社区卫生服务站(设护士长负责各站)

↓

社区护士(个案家访与家庭护理的责任护士)

3 个层面的工作任务由护理部总协调，通过团队合作，可为社区护士间专业知识互补和知识更新提供条件；保证服务对象的护理服务在医院护理与社区家庭护理之间的连续性，为会诊和临终病人家庭护理双向转诊做好准备。

四、管理者应具备的能力与素质

1. 管理者应具备处理专业技术问题的能力　每项管理工作都具有技术性问题。如果管理人员不熟悉专业技术，他就不可能成为一个有效的管理者，更难在他的下级心目中树立威信。处理专业技术问题的能力包括督促、检查各级护士执行规章制度、技术操作规程和质量标准，检查危重、临终病人及特殊治疗病人护理合同或协议书，评估病情和组织三级查房、护理会诊等。处理专业技术问题的能力对建立良好的管理秩序，树立管理权威，顺利执行管理职能有十分重要的作用。

2. 管理者应具备处理人际关系的能力和与共事人沟通的能力　这方面的能力包括在医院内与人共事和与人沟通的能力，也包括处理社区卫生服务中心（站）医务人员及社区各界人士的人际关系与沟通能力。人际关系之所以重要，是因为管理人员所做的每一件事都离不开与人打交道，社区护理工作管理者尤其需要接触社区各界不同人士。一个人际关系较好的管理者，往往具备待人接物的技巧，能理解人，能宽容待人，能观察人，能影响人，能团结人。

3. 管理者应具备组织与协调能力　为了共同的目标而把整个组织的活动和利益都协调、统一起来，合成一个整体的能力。管理者必须完善团队合作，调配人力资源，组织社区护士共同完成护理目标。组织中各成员与其他各专业人员间如医护之间、护士之间都必须相互协作，形成一个有机的整体。任何决策的成败都有赖于决策者和执行者的组织与协调能力。一个组织与协调整体能力强的管理者，在各成员间起着润滑作用，使组织能像钟表一样，准确而有序地工作。

五、管理过程

1. 资料收集　资料可来自多方面，如病人、护士或其他专业人员、下属单位、社区等。

2. 计划　拟定护理工作的方案与方针，应明确辖区居民的健康问题并确定解决的先后次序。制订目标应考虑到目标的可实现性、可测量性、时间限制性及挑战性。

3. 组织　社区卫生中心（站）工作的安排、调配、分工等。

4. 领导　经沟通的管道输送、传递信息、协调及调动人的积极性，进行分工合作，尽职尽责。

5. 人员管理　根据辖区居民健康需求及社区卫生中心（站）护理工作量、计划所需护理人数对新护理人员的教育、培训等。

6. 控制　随时评估护理工作的实施，以达到预期效果和目标，即借护理人员的考核制度来评估规划是否完善，领导作用是否还能发挥，人力、物力、财力是否浪费，可采取随时反馈的方式。

第三节　社区护理管理的基本要求

我国的社区护理管理工作目前仍处于探索之中，根据护理管理的基本原则，社区护理管理应体现如下基本要求：

1. 按社区卫生服务的要求，配备注册护士，履行注册护士的职责、义务。工作时间和人力安排应以人为本，充分考虑服务对象的需要。

2. 严格执行消毒隔离制度、值班和交接班制度、医嘱制度、查对制度、差错与事故防范和登记报告制度、药品管理制度、抢救制度、治疗室管理制度、传染病管理和报告制度等，以保障社区医疗护理安全，有效防止差错、事故和医源性感染的发生。

3. 在社区护理活动中，运用护理程序的工作方法，提供满足社区居民生理、心理和社会需求的整体护理。

4. 建立并完善社区护理的各项制度及工作职责，任务到区、责任到人。如家庭访视护理、慢性病病人护理管理、康复护理等制度，实施社区护理技术服务项目并逐步规范。在社区服务中心(站)的健康教育、病人双向转诊、入户服务意外防范、巡诊等制度中，应充分考虑护理工作，不断完善相关内容。

5. 在医院和社区服务中心的护理部统一领导下，按计划开展各项社区护理工作。

6. 遵循“以社区为本、以健康为中心”的社区护理目标，以需求做导向，满足和拓宽社区卫生服务六位一体的功能。

7. 定期进行质量评估，提供安全、便捷、有效、价廉的护理技术与护理服务。

8. 为社区护士创造适宜的工作条件及环境，护理基本设备齐全，入户服务护理用品、交通工具及通讯联络条件基本保证。实施社区护士继续教育制度，根据社区护理工作和护理学科发展的需要，加强在职培训工作，不断提高社区护士的业务水平。定期组织护理人员业务学习。

9. 预防和控制由各种原因导致的令护理对象不满意、或给护理对象造成损害的护理差错和护理事故。若出现差错，追究相关护理人员的责任。

10. 加强社区护理服务的规范化管理。社区护士应佩带胸卡，态度热情诚恳、耐心细致、仪表端正。有条件的地区，从事家庭访视的护士可统一着装。

第四节　社区护理的质量管理

一、社区护理质量管理的概念及意义

社区护理质量是指社区护士为社区护理对象提供综合性护理服务的过程和效果。社区护理质量受多方面因素的影响，但主要由社区护士自身的素质、理论知识水平和技能以及社区护士与社区护理对象的关系、护理设施决定。

社区护理质量管理就是根据社区护理工作的特点，应用质量管理的方法和工具，一切从护理对象出发，进行社区护理工作环节和结果管理的工作过程。社区护理质量管理是社区护理管理的核心，是管理职能的最终表现形式。

社区护理质量是社区护理生存和发展的基础，而社区护理质量的保证和控制依赖于社区护理质量管理。加强社区护理质量管理将有利于提高社区护理队伍的整体水平，更好地满足社区居民对社区护理服务的需求，促进社区护理学科的健康发展。社区护理管理的质量评价主要涉及病人、护士和管理层三方面，通过这三个主要层面全面评价社区护理质量。

二、社区护理管理评价目标

(1)居民对护理服务满意率≥95%。

(2)病人健康教育知晓率≥60%。

(3)论文:护师每年1篇;主管护师每年2篇。

(4)居民对护理服务投诉率应少于前一年。

(5)社区护理服务覆盖率应逐年增多。

(6)空巢老年慢性病人访视、护理率应逐年增多。

(7)家庭护理病历建档率应逐年增多,护理计划(含评估、诊断/问题措施、效果评价)与病人实际病情符合率应逐年提高。

(8)社区护士培训率达到工作计划目标。

三、社区护理质量管理的基本方法

社区护理质量管理的基本方法包括:社区护理质量的标准化管理、社区护理质量的评价和社区护理质量缺陷的控制。

1. 社区护理质量的标准化管理　是指根据社区护理工作流程、社区护理对象、社区护理管理及社区护理人员的特点制定、修订和实施社区护理质量标准的过程。目前由于社区护理工作中存在着较大的地区差异,尚无统一的国际、国家或行业标准。但是,各社区卫生服务中心或社区卫生服务站应根据自身条件和特点,参照相关的医院护理质量标准,制定出本中心或本站的社区护理质量标准,并加以贯彻执行。

2. 常用的社区质量评价方法　有两种,即社区医护人员间的自我评价及社区居民的评价。社区医护人员或有关机构对照社区护理质量标准进行定期或不定期质量检查,社区护理人员还可以通过问卷、座谈会等形式了解社区居民对社区护理服务的满意度,包括①居民对护理服务满意率;②居民对护理服务投诉率;③社区护理差错、事故发生率;④社区护理服务覆盖率;⑤空巢老年慢性病人访视、护理率;⑥家庭护理病历建档率等,从而评价社区护理质量。

3. 社区护理质量缺陷的控制　主要是指预防和控制由各种原因导致的令护理对象不满意或给护理对象造成损害的护理差错和护理事故,可包括居民对护理服务投诉率、社区护理差错、事故发生率等。

四、社区护理质量管理的基本原则

社区护理质量管理的原则是逐步形成结构适宜、功能齐全,服务网络完善的社区护理,维护护患双方权益,确保病人治疗及护理安全和治疗成功。

1. 业务管理　建立并逐步完善各项制度。

(1)治疗前一天病人应了解准备事项,护理人员备齐操作所需全部物品,严格核查与治疗和操作有关的方法、要求等,以保证治疗成功。改善或创造条件以利于无菌操作。建立差错事故登记本并及时上报。

(2)物品、器械:各类药品、物品专人领取,按不同种类分别定位放置并妥善保管、定期清理建账；急救、无菌物品定位存放，按需保持定量基数并账物相符；实行借物、报损登记。器械定期检修、补充。急救物品要求定位、定量，用后及时补充，物品不外借。

(3)使用规范的、标准的家访记录、病人评估表及家庭护理病历。

(4)严格执行物价收费标准。

(5)预防感染：需对社区发现的感染途径及时分析，寻找预防措施(包括医源性感染的防范措施)。有关措施如下：正确执行无菌操作和有关操作规程，坚持使用一次性物品，一人一针一管；一次性使用医用器具的管理：必须进行质量验收，包括检验合格证、消毒日期、出厂日期和有效期，严格保管，不使用包装破损、超过“灭菌有效期”的物品。

消毒隔离制度：为更好地控制感染，可采取如下措施：加强医疗器械、无菌物品(一次性用品)的管理；护士严禁留长指甲、戴戒指，在接触病人前、后，进行无菌操作前，接触污染物后，处理污物后要进行手的清洁或消毒。洗手用物：流动水、干燥肥皂(或洗涤剂)、清洁毛巾或一次性纸巾。

2. 病人安全管理

(1)家庭护理核对制度与控制护理差错：建立表格式病案管理方法，将所有家庭护理活动(包括家庭评估等)全部在正式表格内填写，不得涂改。表格要一式两份(必要时三份)，分别保存于病人、护士或管理者处。

(2)签订医疗安全保护的协议。

五、社区护士在社区护理质量管理中的作用

社区护士虽然不是社区护理质量的管理者，但作为社区护理服务的提供者，肩负着确保社区护理质量的重任。因此，社区护士应用下列标准来要求自己：

1. 热爱社区护理工作，全心全意地为促进和维护社区居民的健康服务。

2. 严格地遵守各项规章制度，对待工作认真负责、一丝不苟。

3. 在提供社区护理服务时，以护理理论及相关理论作为各项决策的依据，准确应用护理程序。①系统地搜集有关资料，并保证资料的完整性及准确性。②在诊断前对所搜集的资料进行认真分析。③为护理对象制订有针对性的护理计划。④在护理计划的指导下，提供健康促进、健康维持、健康恢复及疾病预防的服务。⑤及时评价社区、家庭及个人对社区护理服务的反应，从而改善护理诊断及护理计划。

4. 运用沟通技巧与社区居民建立良好关系，与社区其他卫生服务人员及管理人员密切合作。

5. 不断提高自身专业水平，以满足社区护理实践的需求。

第五节 社区护理工作的考核与监督

一、社区护理工作的范围

社区护理工作的范围可以概括为以下几方面：

1. 社区保健服务　社区保健服务是指向社区各类人群提供不同年龄阶段的身心保健服务，其重点人群为：妇女、儿童、老年人。

2. 社区慢性身心疾病病人的管理　社区慢性身心疾病病人的管理是指向社区的所有慢性病病人、传染病病人及精神疾病病人提供他们所需要的护理及管理服务。

3. 社区急、重症病人的转诊服务　是指帮助那些在社区无法进行适当护理或管理的急、重症病人转入适当的医疗机构，以得到及时、必要的救治。

4. 社区临终服务　社区临终服务是指向社区的临终病人及家属提供他们所需要的各类身心服务，以帮助病人走完人生的最后一步，同时尽量减少对其家庭其他成员的影响。

5. 社区健康教育　是指以促进和维护居民健康为目标，向社区各类人群提供有计划、有组织、有评价的健康教育活动，从而提高居民对健康的认识，养成健康的生活方式及行为，最终提高健康水平。

6. 社区康复服务　社区康复服务是指向社区残疾者提供康复护理服务，以帮助他们改善健康状况，恢复功能。

二、社区护理工作的考核方法

1. 社区护理服务中心(站)/医院的护理部进行定期或不定期的检查。

2. 上级部门进行定期或不定期的检查。

三、社区护理工作的考核内容

1. 病人对社区护理的满意度。

2. 物品器械管理　各类治疗器材、用物齐全有序排列，标记清楚，分类保管，专物专用；定期检查、维护及保养，保证使用方便、完好率100%。

3. 急、慢性病治疗、控制率　以回顾性评价数据作为当年与上一年对照指标，制订控制目标。

4. 使用问卷评价慢性病病人健康教育效果，近期效果以教育前与教育后知晓率之比作为评价指标。

5. 对典型案例作收集、存档、专题讨论，必要时组织护理会诊、护理查房，提出护理措施。定期检查上述各项工作记录。

6. 临终病人及高龄老人护理双向转诊记录。

7. 护士专业水平自我评价与考核记录，考核内容为护士应具备的各种综合能力。

（赵月秋　周　莹）

附　　录

2003年江苏省社区卫生服务示范区(市)评估验收标准(试行)

一、贯彻落实社区卫生服务的方针政策(30分)

(一)加强政府领导,将社区卫生服务纳入经济社会发展规划、社区建设规划以及政府年度工作目标。(8分)

1. 政府将社区卫生服务工作纳入经济社会发展总体规划,出台了加快发展社区卫生服务的文件,制定了社区卫生服务发展规划和政府年度工作目标,并列入政绩考核。

2. 区(市)政府建立社区卫生服务工作领导机构,每年研究部署工作不少于两次。各成员单位职责明确,工作到位,各部门制定了参与社区卫生服务建设的指导性文件。

3. 制定了创建全省社区卫生服务示范区活动的实施方案与具体措施,做好宣传发动与组织实施工作。

4. 卫生行政部门充分发挥参谋助手作用,认真履行组织协调、监督检查的职责。

(二)认真实施区域卫生规划和社区卫生服务机构设置规划,坚持以公有制为主体,多种经济成分共同发展社区卫生服务。(6分)

1. 打破部门垄断和所有制界限,充分利用现有卫生资源,通过重组、改造和功能转换来建设社区卫生服务机构。

2. 有明确的政策允许大中型医疗机构举办社区卫生服务机构,鼓励企事业单位、社会团体、个人等社会力量举办社区卫生服务机构,允许符合条件的民办医疗机构开展社区卫生服务。

3. 在一个创建年度内,60%以上的新设置的社区卫生服务中心(站)通过招标、社区居民代表参与的方式选择举办者。

(三)政府调整卫生经费支出结构,对社区卫生服务机构按照国家有关规定给予必要的投入。(6分)

1. 根据社区卫生服务机构覆盖居民人口数量,建立本区(市)社区公共卫生服务的专项补助资金,所需经费纳入区(市)财政预算,并按年度对各社区卫生服务中心(站)进行考核后补助。

2. 对政府举办的社区卫生服务中心(站)提供必要的启动经费,帮助其配备基本设备设施。

3. 调整卫生经费支出结构,卫生事业经费投入向社区卫生服务倾斜。二级以上医院药品收支结余差按10%比例用于扶持社区卫生服务的发展。

4. 为全科医师规范化培训和岗位培训提供部分经费支持。

(四)将社区卫生服务纳入公共卫生建设范畴,统筹规划,协调建设,建立社区防控传染病的长效机制。(2分)

（五）将社区卫生服务纳入城镇职工基本医疗保险。（4 分）

1. 经卫生行政部门审批设立、符合条件的社区卫生服务中心（站）应被纳入城镇职工基本医疗保险定点医疗机构。

2. 社区基本医疗服务纳入城镇职工基本医疗保险基金支付的 范围，参保人员的有关费用按规定由基本医疗保险基金支付。

3. 参保人员在社区卫生服务机构就诊费用的个人自付比例应低于在二、三级医院就诊的自付比例 10％以上。

（六）社区卫生服务中心（站）业务用房纳入社区公共服务设施建设规划，政府无偿或按成本价提供给非营利性社区卫生服务中心（站），并给予税收优惠措施。（4 分）

1. 在新区开发和旧城改造中预留社区卫生服务中心（站）业务用房，无偿或按成本价提供给非营利性社区卫生服务机构使用。

2. 在政府统一规划的社区服务中心内设置的社区卫生服务中心（站），由政府负责免费提供业务用房。

3. 法人、自然人的房屋和土地等不动产，无偿提供给非营利性社区卫生服务中心（站）使用期间，免征房产税和城镇土地使用税。

二、健全社区卫生服务网络（20 分）

（七）社区卫生服务机构布局合理。（6 分）

1. 制定社区卫生服务机构设置规划并纳入城区卫生规划，构建以社区卫生服务中心为主体，社区卫生服务站及其他具有社区特色的专业服务机构为补充的社区卫生服务网络。

2. 原则上每个街道设置一个社区卫生服务中心，覆盖人口 5 万人左右。社区卫生服务中心难以覆盖的地区可以设置社区卫生服务站，确保 95％以上的居民从住所步行10～15分钟可以到达社区卫生服务中心（站）。

（八）社区卫生服务机构设备设施完善。（10 分）

1. 各社区卫生服务中心（站）功能分区合理，流程科学，环境温馨，符合国家卫生学标准。

2. 各社区卫生服务中心配备 X 光机、台式 B 超、心电图机、常用检验仪器等以及必要的通讯和交通设备。

3. 80％以上的社区卫生服务中心有健康教育教室，使用面积不少于 25 平方米，有电视、VCD 等健康教育设备器材以及供居民免费索取的宣传品。

4. 根据社区居民综合卫生服务的需求，原则上在城镇职工医疗保险基本用药目录规定的范围内配备适量的急救和常用药品。

5. 各社区卫生服务中心设有坡道、扶手、防滑地面等方便老年人和残疾人的无障碍设施。

6. 各社区卫生服务中心（站）的健康档案等居民信息资料有专门的统计和管理设施设备。

7. 社区卫生服务中心建设合格率在 85％以上；社区卫生服务站建设合格率在 90％以上。

(九)社区卫生服务机构与医院建立双向转诊关系。(4 分)

1. 卫生行政部门制定了双向转诊的临床标准及实施方案和有关的管理规范。

2. 各社区卫生服务中心指导患者合理转诊并提供相应便利服务。

3. 医院对社区卫生服务中心(站)所转患者能够在就诊流程等方面提供一定方便,并将康复期患者及时转回社区卫生服务中心(站)。

三、建立高素质社区卫生服务人才队伍(15 分)

(十)政府举办的社区卫生服务中心(站)实行全员聘用和持证上岗,因事设岗,按岗聘任。新增人员应实行公开招聘、竞争上岗。(3 分)

(十一)医院支持社区卫生服务队伍建设。(3 分)

1. 建立鼓励大中型医疗机构有关在职及退休医务人员到社区卫生服务中心(站)兼职服务的制度。

2. 建立由辖区内大中型医疗卫生机构的医疗、预防、保健、康复、健康教育等方面专家组成的技术指导组织,通过培训、会诊等途径对社区卫生服务人员进行业务指导。

3. 每年内应有不少于 5%的社区卫生服务专业技术人员到医院参加累计不少于 2 个月的业务知识和技能的学习,并纳入继续医学教育管理。

(十二)加强社区卫生服务人员培训。(4 分)

1. 在社区卫生服务中心(站)从事临床工作的医师 60%以上接受过省级卫生行政部门认可的全科医师岗位培训或规范化培训。

2. 在社区卫生服务中心(站)工作的护士、预防保健人员 80%以上接受过为期一个月的区级以上卫生行政部门举办或认可的社区卫生服务基础知识培训。

3. 社区卫生服务中心(站)的所有负责人接受过为期至少一周的地市级以上卫生行政部门举办或认可的政策管理与业务技术培训。

4. 在社区卫生服务中心(站)工作的所有中级以上专业技术人员在一个创建年度内达到继续医学教育规定要求的学分。

(十三)配备高素质人员。(5 分)

1. 每一万居民至少配备 2 名全科医师,其中中级以上专业技术资格的医师达到 50%以上。

2. 每个中心至少有 1 名公共卫生医师和 1 名中级以上专业技术资格的中医执业医师。

四、实现社区卫生服务的主要功能(20 分)

(十四)落实预防保健任务。(6 分)

1. 各社区卫生服务中心(站)掌握本社区居民的总体健康状况、疾病流行态势及影响居民健康的主要危险因素。

2. 各社区卫生服务中心(站)制定社区健康促进规划及实施计划,在街道办事处和社区居委会组织下,对各有关方面予以实施。

3. 各社区卫生服务中心(站)每月至少举办一次健康教育讲座,社区卫生服务人员健康教育职责明确,社区居民知晓基本的卫生常识。

4. 针对社区常住人口的社区预防保健主要指标处于良好水平。法定报告传染病报告率100%；计划免疫接种率不低于95%；7岁以下儿童保健管理率不低于95%；孕产妇系统保健管理率不低于95%；社区卫生服务中心(站)门诊35周岁以上患者首诊测血压比例不低于90%；60周岁以上的老年人高血压规范化管理率不低于85%。

(十五)提供方便、快捷、高质量的医疗服务。(4分)

1. 各社区卫生服务中心(站)的临床医务人员熟练掌握相关基本理论、基本知识和基本技能，能够开展常见病、多发病和诊断明确的慢性疾病的诊疗及护理，做好院前急救工作。

2. 各社区卫生服务中心(站)能够及时提供家庭出诊、家庭病床等家庭卫生服务。

3. 90%以上的社区卫生服务中心和75%以上的社区卫生服务站能开展包括中成药、针灸、推拿、火罐、敷帖、刮痧、熏洗、穴位注射等在内的至少4种中医药服务。

4. 各社区卫生服务中心和社区卫生服务站分别配备不少于50种和30种的中成药。

5. 各社区卫生服务中心建立24小时值班制度，执业时间不少于8小时。

(十六)提供康复和计划生育技术服务。(2分)

1. 各社区卫生服务中心(站)开展计划生育技术指导、避孕药具发放和咨询服务。

2. 各社区卫生服务中心具备开展康复服务的基本设施和专业技术人员。

(十七)提高应对突发公共卫生事件的处理能力。(4分)

1. 社区卫生服务中心(站)的所有专业技术人员接受过《中华人民共和国传染病防治法》、《突发公共卫生事件应急条例》和《传染性非典型肺炎防治管理办法》等有关培训，临床医务人员应基本掌握疫情报告、医学观察和病例排查、转运以及突发公共卫生事件的应急处理程序。

2. 各社区卫生服务中心(站)制定突发公共卫生事件的应急预案，一个年度至少实战演习一次。

3. 各社区卫生服务中心建立院内感染控制的管理机构，完善管理制度，开展专门培训，配备专(兼)职人员开展消毒处理和质量监控等工作。

(十八)为弱势人群提供服务。(4分)

1. 在居民自愿基础上，各社区卫生服务中心(站)为辖区内所有65周岁以上老年人建立健康档案，责任医生定期上门提供咨询指导。

2. 各社区卫生服务中心(站)按国家有关规定做好残疾人、精神疾病患者的社区医疗、康复等工作。

3. 政府及社会利用社区卫生服务中心(站)开展对城镇居民最低生活保障对象等贫困人员的医疗救助。

五、严格社区卫生服务的监督管理(15分)

(二十)各社区卫生服务中心(站)均依法设立，取得《医疗机构执业许可证》，并以社区卫生服务中心(站)作为第一名称进行执业登记，使用统一标识。从事社区卫生服务专业技术工作的人员均依法取得执业资格。(4分)

(二十一)加强医疗质量管理和医疗事故防范(6分)

1. 卫生行政部门明确规定社区卫生服务的各类业务技术工作的具体内容、操作规范、考核标准，并实施监督检查，对社区卫生服务中心（站）和人员有明确的奖惩制度。

2. 卫生行政部门建立社区卫生服务信息公示制度，至少每季度公布一次社区卫生服务中心（站）的有关服务、管理、价格等方面的基本信息。

3. 卫生行政部门至少每半年一次对社区卫生服务人员进行医疗卫生管理法律、行政法规、部门规章和诊疗护理规范、常规的培训和医德教育。

4. 各社区卫生服务中心（站）均按规定书写并妥善保存病历等各种服务记录资料。

5. 各社区卫生服务中心（站）制定防范和处理医疗事故的预案。

（二十二）社会效果明显。（5分）

1. 居民对各社区卫生服务中心（站）的综合满意率不低于85%。

2. 居民对各社区卫生服务中心（站）的知晓率90%以上。

3. 社区卫生服务中心（站）单病种费用和平均处方值低于二级医院上年度的平均值。

注：

1.本标准总分100分，示范区得分不应低于80分。

2.具有中医药特色的示范区还须在通过省级示范区评估验收后，按照《全国社区卫生服务示范区中医药特色补充评估参考标准》进行补充评估，得分不低于75分。

（周　莹）

参考文献

1. 周昌菊,李乐之主编 .社区护理学.北京:人民卫生出版社,1998
2. 何国平,张静平主编 . 实用社区护理. 北京:人民卫生出版社,2002
3. 梁万年主编 .社区卫生服务管理. 北京:人民卫生出版社,2001
4. 姜玲,武广华主编 .社区常见健康问题. 北京:华夏出版社,2000
5. 卫生部科技教育司编. 社区护士岗位培训教材. 北京:中国协和医科大学出版社,2001
6. 陈锦治主编. 卫生保健. 北京:科学出版社,2003
7. 李继坪主编 .社区护理. 北京:人民卫生出版社,2000
8. 林菊英主编 .社区护理. 北京:科学出版社,1998
9. 董先雨主编 .社区卫生服务与管理. 北京:华夏出版社,2000
10. 李学信主编 .社区卫生服务导论.南京:东南大学出版社,2003
11. 陈锦治主编. 社区卫生服务. 南京:江苏科学技术出版社,2003
12. 刘建芬主编 .社区护理. 北京:中国协和医科大学出版社,2001
13. 周郁秋主编 .社区护理. 北京:华夏出版社,2000
14. 陈锦治,常唐喜,张金宏主编 .社区实习指导手册.南京:江苏科学技术出版社,1999
15. 黄琏华主编.公共卫生护理概论.北京:科学技术文献出版社,1999
16. 陈静敏,萧纾伶,苗遵芳主编,社区卫生护理学.北京:科学技术文献出版社,1999
17. 胡敏予主编.社区护理学.长沙:湖南科学技术出版社,2000